抑郁症与糖尿病
Depression and Diabetes

原　著　Wayne Katon
　　　　Mario Maj
　　　　Norman Sartorius

主　审　纪立农　于　欣

译　者　李明子　张小梅　陶　红

北京大学医学出版社
Peking University Medical Press

YIYUZHENG YU TANGNIAOBING

图书在版编目（CIP）数据

抑郁症与糖尿病 /（美）韦恩·卡顿（Wayne Katon），（意）马里奥·马伊（Mario Maj），（瑞士）诺曼·塞多利奥斯（Norman Sartorium）原著；李明子，张小梅，陶红译 . —北京 ：北京大学医学出版社，2016.8
书名原文：Depression and Diabetes
ISBN 978-7-5659-1419-5

Ⅰ . ①抑… Ⅱ . ①韦… ②马… ③诺… ④李… ⑤张… ⑥陶… Ⅲ . ①抑郁症－关系－糖尿病－研究 Ⅳ . ① R749.4 ②R587.1

中国版本图书馆 CIP 数据核字（2016）第 165954 号

北京市版权局著作权合同登记号：图字：01-2014-5547

Depression and Diabetes
Wayne Katon, Mario Maj, and Norman Sartorius
ISBN：978-1-4443-5026-5

This edition first published 2010 © 2010, John Wiley & Sons, Ltd.
All rights reserved. Authorised translation from the English language edition published by John Wiley & Sons Limited. Responsibility for the accuracy of the translation rests solely with Peking University Medical Press and is not the responsibility of John Wiley & Sons Limited. No part of this book may be reproduced in any form without the written permission of the original copyright holder, John Wiley & Sons.

Simplified Chinese translation copyright © 2016 by Peking University Medical Press.
All rights reserved.

抑郁症与糖尿病

译　　者：	李明子　张小梅　陶　红
出版发行：	北京大学医学出版社
地　　址：	（100191）北京市海淀区学院路 38 号　北京大学医学部院内
电　　话：	发行部 010-82802230；图书邮购 010-82802495
网　　址：	http://www.pumpress.com.cn
E - mail：	booksale@bjmu.edu.cn
印　　刷：	北京东方圣雅印刷有限公司
经　　销：	新华书店
责任编辑：马联华　　责任校对：金彤文　　责任印制：李　啸
开　　本：889mm×1194mm　1/32　印张：6.875　字数：124 千字
版　　次：2016 年 8 月第 1 版　　2016 年 8 月第 1 次印刷
书　　号：ISBN 978-7-5659-1419-5
定　　价：38.00 元

版权所有，违者必究
（凡属质量问题请与本社发行部联系退换）

中文版序一

糖尿病是当前威胁全球人类健康的最重要的慢性非传染性疾病（简称慢性疾病）之一。根据国际糖尿病联盟（the International Diabetes Federation，IDF）的统计，2011 年，全球糖尿病患者人数已达 3.7 亿，同年全球共有 460 万人死于糖尿病，同年全球糖尿病的医疗花费达 4 650 亿美元。而在我国，目前成人糖尿病患病率高达 11.3%，患者人数超过 1.5 亿；过去 10 年间因糖尿病及相关心血管疾病导致的经济损失高达 5 577 亿美元。糖尿病不仅给患病个体带来了肉体上和精神上的损害并导致其寿命缩短，还给其家庭和整个国家带来了沉重的经济负担。

2012 年，世界卫生组织确立了到 2025 年将慢性疾病造成的过早死亡人数减少 25% 的新目标，并督促各国政府制定各自的国家慢性疾病防治策略，同时将各国对这些慢性疾病的控制作为一项新的用于衡量各国社会发展水平的硬指标。因此，加强糖尿病等慢性疾病的防治，减少疾病负担和早亡，已成为各国政府的共同目标。

糖尿病患者是抑郁症的高发人群。研究显示，糖尿病患者中抑郁症的患病率是普通人群的2倍以上。与无合并抑郁症者相比，合并抑郁症的糖尿病患者的就诊次数显著增加，处方药的使用明显增多，医疗费用增加3.5倍，且其血糖控制、生活质量更差，死亡风险增加50%。然而，目前我国临床上对糖尿病患者中的抑郁症的识别率非常低，治疗率更低。究其原因，除了我国抑郁症患者可能因文化因素所致其临床表现具有隐蔽性外，缺乏相关的知识、意识和技能也是重要的原因。因此，临床医护人员急需有关糖尿病-抑郁症共病的专业书籍。

《抑郁症与糖尿病》一书是由世界卫生组织前官员、国际精神健康促进会主席 Norman Sartorius 博士组织国际上从事糖尿病-抑郁症共病研究的专家学者共同编写的抑郁症与慢性疾病的系列专著之一，总结了目前国际上最新的研究成果，展示了糖尿病-抑郁症共病的流行病学、生物学机制、治疗手段、健康服务模式、影响因素、文化因素等多方面广泛的证据，以及未来的研究方向和对当前的热点等问题的看法，对临床医护人员很有指导价值，是不可多得的学术专著。

根据国际上成功的经验，糖尿病-抑郁症共病的防治需要多学科的合作，其核心成员是糖尿病专科医生、糖尿病专科护士和精神科医生。本书的主译人员恰恰来自这样一支多学科的专业团队，她们从各自学科的专业角度对译文进行了反复推敲、审校、修改，以求文字准确、科学严谨。

总之，这是国内第一本关于糖尿病与抑郁症的译著，相信会引发相关读者的兴趣和反响。

纪立农

国际糖尿病联盟西太区候任主席

2016 年 2 月

中文版序二

　　中国是一个人口大国，同时也是一个慢性疾病大国。在发达国家多个慢性疾病已经出现发病率和病死率双降的背景下，中国的慢性疾病，如高血压、脑卒中、糖尿病等，其患病率和病死率仍然在以惊人的速度上升。如何应对慢性疾病的大流行，不仅仅是公共卫生工作者需要从预防角度思考的问题，也是临床各个专科医生需要从改善慢性疾病的管理水平、提高慢性疾病患者的生存质量等角度来应对的课题。

　　抑郁既可以是我们对某种应激性事件的一个较为短暂的负性情绪反应，也可以是一种较为持久的疾病状态。慢性疾病既与抑郁症在病理机制上有不少共同通路，罹患慢性疾病本身以及慢性疾病特有的挫败感和无能力感也常常是导致抑郁发作的重要的心理社会因素。

　　中国的抑郁症流行病学调查数据普遍低于世界的平均水平，对此国外学者经常提出质疑。他们认为，现有的抑郁症诊断标准没有考虑到文化对情感表达的影响，中国人可能更倾向于用躯体不适来表达负性的心理体验；

因此，中国的抑郁症患病率可能被低估了。然而，同样的流行病学调查却显示，在慢性疾病患者群体中，抑郁综合征的流行强度与其他国家报告的水平几乎没有什么不同。其原因据推测可能是：患者在罹患躯体疾病后，在描述自己的负性心理感受时反而变得顺理成章了，患者也愿意谈论自己的情感体验。

精神医学既是一门临床学科，也是一个临床工具，即它可以为各个临床学科所使用，解决患者并存的精神心理问题。精神科医生可以为综合医院各个科室提供会诊和联络精神医学服务。但是，在某些特定的疾病群体中，如在糖尿病患者群体中，抑郁症的流行率可能高达两成到四成，单纯依靠有限的精神科专科力量远远无法满足临床实际需要。因此，用基本的精神科知识和技能"武装"各个专科医生，使大家都能够有能力识别和简单处置本科患者合并的情绪障碍，对于中国这样一个精神卫生人力资源极度匮乏的国家来说，不但是必要的，甚至也是必需的。

这本《抑郁症与糖尿病》是多学科合作的产物：精神科专家与糖尿病专家联手对糖尿病伴发抑郁的相关问题做了详细的阐述，而其中文版的翻译过程也体现了这样一种合作关系。三位译者从各自的专业背景出发，联手在短时间内翻译了这本学术专著，这是我国在"双心医学""心理肿瘤学"等跨界合作后的又一个成果。希望这本书能够填补糖尿病-抑郁症共病这一领域的空白，也真心希望广大糖尿病专科医生能够有机会接触到这本好书，而且有兴趣去阅读它，有勇气去实践它。

于　欣

中华医学会精神病学分会前任主席

2016 年 2 月

译 者 前 言

临床上很多糖尿病患者备受心理问题困扰，其中以抑郁症最为常见。然而，国内绝大多数有心理问题的糖尿病患者，或因自己并不知晓，或因耻于表露，并不咨询和求医而经受着躯体疾病和心理健康问题的双重折磨。与此同时，在医院和社区负责治疗和管理糖尿病患者的医护人员绝大多数对心理问题也缺乏足够的认识，甚至经常会感到有些患者"很麻烦""不听话""主诉真多""神经衰弱"等，不知道如何应对和处理。正是基于广大糖尿病患者和糖尿病相关保健人员上述有意识或无意识的需求，《抑郁症与糖尿病》一书的中文版的翻译工作得以启动。

《抑郁症与糖尿病》一本是由世界卫生组织前官员、国际精神健康促进会主席 Norman Sartorius 博士组织目前国际上从事糖尿病-抑郁症共病研究的顶级专家学者共同编写的。它不是有关抑郁症与糖尿病的教科书，而是一本汇集了糖尿病-抑郁症共病研究最新发现的学术专著，它系统地介绍了糖尿病-抑郁症共病的流行病学、生物学机制、治疗手段、健康服务模式、影响因素、文化因素等诸多方面大量的研究结果和证据，还对未来的研究方向和当前的热点进行了深入分析，相信会对临床医护人员有很大的帮助和指导。

《抑郁症与糖尿病》中文版出版在即，谨向允许并支持本书翻译工作的 Norman Sartorius 博士以及国际精神健康促进会抑郁症-糖尿病对话项目（Depression & Diabetes dialogue，DDD）表示最诚挚的谢意，也向不辞辛苦审阅并为中文版作序的纪立农教授和于欣教授表示最衷心的感谢。由衷感谢张小梅博士和陶红博士的精诚合作，你们扎实渊博的专业知识和经验无疑为本书的成功翻译奠定了坚实的基础。在翻译和统稿过程中，尽管我们已对全书的内容做了反复的推敲，但不足之处仍在所难免，恳请读者提出修改意见，以便加以改进。

衷心希望通过翻译"这本令人激动的小册子"，能为国内糖尿病患者的心理问题的相关研究、筛查与干预、有效治疗和糖尿病管理提供借鉴，为提高患者的生存质量、降低疾病负担尽绵薄之力。

李明子

2016 年 2 月于北京

原 著 前 言

早在 17 世纪，英国的著名医生和解剖学家托马斯·威利斯（Thomas Willis）即首次描述了抑郁症与糖尿病之间的关系，他说："糖尿病是由极度的悲伤和长期的忧愁导致的。"实际上，在现代，一篇系统性综述也发现，早年抑郁的确可使 2 型糖尿病的患病风险增加 37%。

近年来，有关抑郁症和糖尿病之间的双向关联也不断被大型的前瞻性研究证实。合并抑郁症与血糖控制不佳、糖尿病并发症以及致死的风险增加相关；糖尿病并发症的发生也被发现是抑郁症继发发作的危险因素。

本书的作者们均处于研究抑郁症和糖尿病共病的学术前沿，他们向我们介绍了相关的最新发现。近些年来，之所以不断地强调研究抑郁症和糖尿病共病的重要性，就是因为在现代，高收入和低收入国家均出现了肥胖和糖尿病的流行。这种流行所带来的直接医疗花费以及间接个人和家庭花费也开始引起国际上的关注。在美国，据估计针对糖尿病的花费已大约占到所有医疗花费的 10%，并预计在下一个 10 年里还会增加 50%～100%。

与抑郁症和糖尿病共病相关的公共卫生和科学问题已促成了国际上的学术合作，如糖尿病和抑郁行动倡议（Diabetes and Depression Initiative），这个倡议把众多的组织和专家召集在了一起，正是其中的一些专家参加了本书的编著。

在这本令人激动的小书里，Cathy Lloyd 和她的同事们编写了抑郁症和糖尿病的流行病学，包括抑郁症在 1 型和 2 型糖尿病中的患病率和病程，两者的双向关联，抑郁症与不良的健康习惯（如吸烟和肥胖）、不佳的疾病控制、并发症以及死亡率的关系。Khalida Ismail 综述了抑郁症与糖尿病之间的可能的生物学联系，阐释了早年罹患抑郁症作为 2 型糖尿病发病的危险因素及其在增加 2 型糖尿病患者并发症和死亡风险中的可能机制。

Leonard Egede 回顾了大量显示由于抑郁症–糖尿病共病导致医疗、个人、家庭和雇佣成本增加的资料。这些资料强调了筛查糖尿病患者的抑郁情况将带来的潜在效益，这对卫生政策的制定至关重要。流行病学资料显示，抑郁症是疾病控制不佳、糖尿病大血管和微血管并发症以及死亡的危险因素。同时，Egeda 补充的资料还显示了由于误工和生产力下降等所带来的高昂的直接和间接花费。

Wayne Katon 和 Christina van der Felz-Cornelis 介绍了旨在治疗抑郁症和糖尿病共病的临床试验，涵盖了药物治疗、心理治疗和协作性保健等措施。大量研究显示，抑郁症可以通过有循证基础的心理治疗和药物治疗进行有效治疗，而协作性保健是面对广大初级保健人群有效开展这些治疗措施的健康服务模式。协作性保健不仅有利于抑郁症治疗质量的改进、抑郁症结局的改善，还极有可能降低总体医疗费用。

Richard Hellman 和 Paul Ciechanowski 回顾了在提供指南水平的糖尿病保健中需要重视的医患因素。该章节聚焦了抑郁症、认知功能障碍、血糖控制以及糖尿病并发症之间的相互作用，并为改进糖尿病患者的生物-心理-社会全方位服务提出了建议。

在最后一章中，Juliana Chan 及其同事介绍了在高收入和低收入国家中抑郁症和糖尿病共病患者存在的重要文化问题。如果公共卫生运动旨在降低肥胖和 2 型糖尿病的发生率以及改善对抑郁症的筛查和治疗，则显然需要理解其社会文化上的成因以及这些疾病对于不同人群的意义。

本书是世界精神病学协会（World Psychiatric Association，WPA）组织编写的抑郁症与躯体疾病共病系列书籍之一。未来的两卷将分别探讨抑郁症与心脏病以及抑郁症与癌症的共病问题。

Wayne Katon

Mario Maj

Norman Sartorius

著 者 名 单

Juliana Chan   Hong Kong Institute of Diabetes and Obesity; Department of Medicine and Therapeutics, Chinese University of Hong Kong, Prince of Wales Hospital, Hong Kong SAR, China

Paul Ciechanowski   Department of Psychiatric and Behavioral Sciences, University of Washington School of Medicine, Seattle, WA, USA

Leonard E. Egede   Department of Medicine, Center for Health Disparities Research, Medical University of South Carolina; and Center for Disease Prevention and Health Interventions for Diverse Populations, Ralph H. Johnson VA Medical Center, Charleston, SC, USA

Christina van der Feltz-Cornelis   Department of Clinical and Developmental Psychology, University of Tilburg; Centre of Top Clinical Care for Somatoform Disorder, GGZ Breburg, Breda; Trimbos Institute, Utrecht, The Netherlands

Richard Hellman   Department of Medicine, University of Missouri, Kansas City, MO, USA

Norbert Hermanns   Research Institute, Mergentheim, Germany

Khalida Ismail   Department of Psychological Medicine, Institute of Psychiatry, King's College London, London, UK

Wayne Katon   Department of Psychiatry and Behavioral Sciences, University of Washington School of Medicine, Seattle, WA, USA

Cathy E. Lloyd   Faculty of Health and Social Care, The Open University, Milton Keynes, UK

Hairong Nan   Hong Kong Institute of Diabetes and Obesity, Chinese University of Hong Kong, Prince of Wales Hospital, Hong Kong SAR, China

Arie Nouwen   School of Psychology, University of Birmingham, Birmingham, UK

Frans Pouwer   Centre for Research on Psychology in Somatic Diseases (CoRPS), Tilburg University, Tilburg, The Netherlands

Rose Ting   Department of Medicine and Therapeutics, Chinese University of Hong Kong, Prince of Wales Hospital, Hong Kong SAR, China

Leigh Underwood   Greater Western Area Health Service/Centre for Rural and Remote Mental Health, New South Wales, Australia

Kirsty Winkley   Diabetes and Mental Health Unit, King's College London, and Institute of Psychiatry, London, UK

目　　录

第 1 章

抑郁症和糖尿病的流行病学

Cathy E. Lloyd，Norbert Hermanns，Arie Nouwen，
Frans Pouwer，Leigh Underwood，Kirsty Winkley

陶 红 译

近年来，有关糖尿病患者的心理健康的研究受到广泛关注。目前流行病学资料显示，糖尿病患者中至少有1/3 的患者伴发临床意义的抑郁障碍[1-3]。此外，抑郁症患者中糖尿病的发生风险也显著增加[4]。实际上，相比于单独罹患糖尿病或抑郁症，糖尿病和抑郁症共病在疾病的严重程度、并发症、治疗的效果、死亡率以及个人和社会的疾病负担[5]等方面都要更差[6-7]。尽管抑郁症和糖尿病共病严重威胁患者的健康，并且已经成为非常重要的公共健康问题，但人们对这两种疾病的相互影响、病因和临床结局、共病的可能的预防和治疗措施等方面都尚存疑问。本章将概述有关的流行病学资料并指明今后这个领域的研究方向。

糖尿病患者中抑郁症的患病率

抑郁症通常是根据过去的两周内所存在的抑郁症状的数目来确定诊断的。如果应用《精神障碍的诊断和统计手册（第 4 版）》（DSM-IV）或《疾病及有关健康问题的国际分类（第 10 版）》（ICD-10）标准来确诊重性抑郁障碍，就需要进行临床访谈，并且患者必须存在若干症状（表 1-1）。大多数关于抑郁症患病率的流行病学研究都应用自我报告评估工具［例如，《流行病学调查中心用抑郁量表》（CES-D）[8]，以及近期修订的《患者健康问卷-9》（PHQ-9[9]）］来筛查抑郁症或抑郁症状，且大多数工具是用来评估接近临床疾病水平的抑郁症状的（表 1.1）。

表 1.1　DSM-IV 标准诊断重性抑郁障碍及应用自我报告工具评估的抑郁症状

2DSM-IV 标准（在连续 2 周的几乎每天里存在至少 5 条症状以及由此导致的显著的痛苦或功能损害）
情绪低落
对所有或几乎所有活动的兴趣或愉快感显著减低
体重明显下降或明显增加，或食欲减退或增加
失眠或睡眠过多
精神运动性激越或迟滞
感到疲倦或乏力

感到自己无用或内疚

集中注意力或做决策的能力减退

反复出现想死的念头或有自杀行为

应用自我报告工具评估的抑郁症状

感到悲伤或抑郁心境

失眠

早醒

缺乏兴趣或乐趣

疲乏或乏力

食欲缺乏

感到内疚或无用

反复出现想死的念头或有自杀行为

DSM-IV criteria extracted from the *Diagnostic and Statistical Manual of Mental Disorders*, Fourth Edition, Text Revision, Copyright 2000. American Psychiatric Association.

糖尿病患者中抑郁症的患病率显著增高，比不合并任何慢性疾病的人群至少增加一倍[1]。近期一项世界健康调查研究（World Health Survey）[10]根据 ICD-10 标准评估了全世界 60 多个国家共 245 404 人的抑郁症的患病率，结果显示，糖尿病患者自我报告抑郁症状的总体 1 年患病率为 9.3%。这项研究显示，在抑郁症与糖尿病共病的患者中，自我报告的健康状况的下降最为显著，比抑郁症合并其他任何种类的慢性疾病都要严重（图 1.1）[10]。

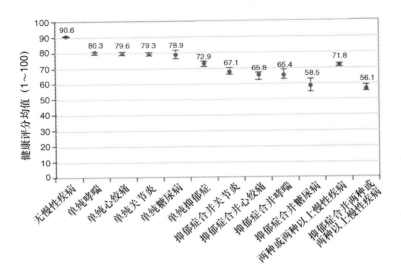

图 1.1　不同疾病状态下的大体健康评分均值（Saba Moussavi et al., Depression, chronic diseases and decrements in health: results from the World Health Surveys, The Lancet 2007, by permission of Elsevier）

　　其他研究报道显示，糖尿病患者合并抑郁症的患病率为 24%～30%[1-2,11]。近期有研究认为，尽管糖尿病患者中 30% 存在抑郁症状，但只有 10% 表现为重性抑郁障碍[12]。但已发表的文献在抑郁症的评估方法上存在着很大的差异，因此现在就做出结论还为时过早。相比于应用诊断性访谈的研究，应用自我报告工具来判定抑郁症状的研究得出的患病率更高[1]。而且，在最近的报道中，Gendelman 等[13]发现，症状评分结合应用抗抑郁药物评估得到的患病率会更高。这提示在分析已有的研究报道时应该考虑到诊断方法学的差异可能带来的影响。

抑郁症在 2 型糖尿病患者中的患病率显著升高，而在 1 型糖尿病患者中还鲜有证据支持其也存在同样的趋势[3]。任何可能存在的患病率差异都受到年龄的干扰，因为已知在有其他健康问题的人群中，年龄增长是导致抑郁症高发的危险因素[14-15]。在 1 型糖尿病年轻成人患者中，心理障碍的患病率有可能也增加[16-19]。有些研究认为，抑郁症在不同的糖尿病类型中的患病率并没有差别[1,20-21]。一项研究[22]报道，抑郁症在应用胰岛素治疗的糖尿病患者中的患病率高于在应用口服降糖药治疗或单纯进行饮食控制的糖尿病患者，这可能是因为注射胰岛素需要更高的自我管理能力，会增加患者的负担。

抑郁症在糖尿病患者中的患病率的全球差异

因地区和文化差异，抑郁症在糖尿病患者中的患病率有所不同。然而，目前还缺少相关的数据。已经发表的研究都是比较总体的患病率的差别，很少有研究把文化和种族差异作为一个特殊的考虑因素。已报道的研究提示，相比于高加索人，非洲裔美国人的糖尿病和抑郁症的患病率更高[23-24]。其他研究显示，相比于非洲裔美国人或高加索人，西班牙人群的糖尿病与抑郁症共病的患病率更高[25-28]。一些研究报道，抑郁症在美洲原住民 2 型糖尿病患者中也更为常见[29-30]。

目前发展中国报道的有关糖尿病-抑郁症共病的研究很少。其中一项是在孟加拉国进行的研究，Asghar 等[29]报道，糖尿病患者中近 1/3（男性为 29％，女性为 30％）伴有临床显著水平的抑郁症，而非糖尿病人群中这种情况在男性和女性分别只有 6％和 15％。在巴基斯坦，合并抑郁症的患病率较低，在糖尿病患者中有 15％伴发抑郁症，在非糖尿病人群中抑郁症的患病率为 5％[31]。在欧洲国家，尽管抑郁症在糖尿病患者中的患病率也同样高于在非糖尿病人群，但报道的患病率不一[32-33]。在澳大利亚，无论是 1 型还是 2 型糖尿病患者，都具有较高的抑郁症患病率[11,34]。

很明显，不同国家的糖尿病与抑郁症共病的患病率有所不同，但这种差异是否反映了各国社会经济的不同或其他环境因素的不同，种族和文化差异是否起到一定作用，是否这种差异至少在某种程度上与抑郁症评估方法的不同或与这些测量工具的文化适宜性相关，仍需进行进一步的研究来明确。这些可能的影响因素在今后的研究中应进行全面深入的探讨。

糖尿病患者伴发抑郁症的危险因素

多种因素可使糖尿病患者发生抑郁症状的风险增加，这些因素无论是在抑郁症的首次发作，还是在持续时间、复发以及严重程度等各方面都有影响。尽管存在着其他方面的差异，但非糖尿病个体发生抑郁症的危险因素同样也适用于糖尿病患者。表 1.2 列举了已被证实的重要危险因素。在一般人群中，女性、年轻人、老年人（尤其是伴有躯体疾病者）、独居者、缺乏社会支持者、社会经济地位低下者等都是抑郁症的高发人群。而下述因素对糖尿病患者伴发抑郁症也有重要影响，包括出现糖尿病晚期并发症或急性并发症、持续血糖控制不佳、2 型糖尿病需胰岛素治疗等[35-36]（表 1.2）。

表 1.2　糖尿病患者发生抑郁症的危险因素

非糖尿病特异性危险因素	糖尿病特异性危险因素
女性	糖尿病的临床表现
缺乏社会支持	出现晚期并发症
社会经济地位低下	持续血糖控制欠佳
年轻人，老年人伴有躯体疾病	2 型糖尿病需要胰岛素治疗
发生重大生活事件	存在低血糖问题

在一般人群中，首次抑郁症发作的危险因素包括性别[37]、重大的应激生活事件[38-40]和社会经济状况[41]。有研究报道，母亲患抑郁症可增加儿童和青少年发生抑郁症的风险[42-43]，尽管这点在其他研究没有得到证实[16]。出生时低体重和胎儿期营养不良也同样与抑郁症和糖尿病发病相关[44-45]。其他因素，包括生活方式和健康行为等，可能也与糖尿病-抑郁症共病发生风险增加有关。然而，人们对这些变量因素之间的关系尚不清楚，还需要进一步研究来明确。

一些研究显示，抑郁症在女性 1 型或 2 型糖尿病患者中的患病率显著增加，抑郁症在一般人群中的患病率也存在同样的性别差异[16,21,46]。近期的研究显示，如果把是否应用抗抑郁药物也作为诊断依据来评估患病率，则男性和女性的差别更加明显[13]，女性 1 型糖尿病患者应用抗抑郁药物的比例几乎是男性的 2 倍。然而深入探讨这个问题的研究很少[20,47]。

尽管抑郁症不是人体正常衰老的表现[48-49]，但在某些老年人，重度抑郁发作或重性抑郁障碍的患病率是增加的，尤其是在合并其他疾病的个体[50]。然而，至今有关老年糖尿病患者伴发抑郁症的流行病学资料仍甚为少见[14-15,33,51]。而有些报道则使糖尿病伴发抑郁症与年龄的关系更为复杂化。例如，有研究显示，在年轻的糖尿病患者，无论是 1 型还是 2 型，抑郁症状更为常见[16,52]；Collins 等[51]报道，年长的 1 型糖尿病-抑郁症的发生率更低，提示年长可能是保护性因素。

在糖尿病患者中，抑郁症的复发较为常见，并且症状持续的时间更长[46,53-54]。Lustman等的一项5年的随访研究[55]显示，在接受8周的去甲替林治疗后，仍有23例患者（92%）存在反复或持续的重性抑郁障碍，平均为4.8次。Kovacs等[53]发现，尽管两组的治愈率相近，但青少年1型糖尿病患者的重性抑郁障碍发作的持续时间长于对照组。

对与抑郁症复发相关的特异性影响因素仍不明确。目前仍没有发现性别与抑郁症发作的次数、复发的严重程度和慢性化等之间的相关性[56]。随着时间的推移，抑郁症发作与应激的关系似乎逐渐减弱[57-60]。有证据提示，要么应激对触发后续的抑郁症发作不再重要，要么更微弱，但更为频繁出现的应激源则足以导致抑郁症复发[61]。如果这点被证实，那就意味着，对于糖尿病患者而言，相对小的应激事件就足以使那些抑郁症易患人群的抑郁发作。目前的研究显示，一般的应激源[27]以及糖尿病相关的情绪问题和烦恼都与抑郁症状的高水平相关[27,32]。

糖尿病特异性抑郁症的危险因素包括合并糖尿病并发症，尤其是血管并发症[62-64]。知晓患有2型糖尿病[65-67]、糖尿病病程长[68-69]、更多的治疗药物、日常活动量少[70-72]、依赖性强[73]、营养因素（如ω-3脂肪酸摄入量少）[74]、吸烟[75]、肥胖[76]和自觉糖尿病成为负担[77-78]都被认为是抑郁症的危险因素，但流行病学的证据还很有限。这些糖尿病特异的潜在危险因素通常都是相互影响的，而且与其他危险因素也有关联，例如，糖尿病病程和抑郁症的关系可能受到并发症多少的干扰。

有少量研究在 2 型糖尿病患者中观察了糖尿病本身对抑郁症发生风险的影响[14,33,79-84]。近期的一项荟萃分析包含了这些研究[85]，结果显示，糖尿病患者发生抑郁症的风险只有中等程度的增加（15％）。然而，这项分析只纳入了 7 项研究，并且没有区分抑郁症的诊断是如何做出的。如果应用自我报告症状来诊断抑郁症，则抑郁症发生风险为 48％；而如果应用问卷评估，则抑郁症发生风险只有 20％。显然对于糖尿病和抑郁症两者之间的关系还需要进行进一步的长期的前瞻性研究。

抑郁症是糖尿病的第一个危险因素

Mezuk 等[85]的报道显示，抑郁症是 2 型糖尿病的重要危险因素，抑郁症可使 2 型糖尿病的发生风险增加 60％。

早在 17 世纪，人们就已经发现，抑郁症和糖尿病之间存在一定的关联，当时著名的英国医生 T. Willis（1621—1675 年）注意到，糖尿病经常发生于经历了重大生活应激、忧伤或长期悲伤的患者[86]。抑郁症是否增加 1 型糖尿病的发生风险目前尚不清楚。不过近期的研究确实提示抑郁症患者更易患 2 型糖尿病[85,87]，由此证实了 Willis 的假设。

值得重视的是，抑郁症不仅增加 2 型糖尿病的发生风险，同时也是心血管疾病的肯定的危险因素[88-89]以及代谢综合征的某些组分（尤其是高血压、腹型肥胖、低 HDL-胆固醇）的肯定的危险因素[90-91]。有些假说从病理生理方面探讨了抑郁症人群 2 型糖尿病发生风险增加的机制。例如，下丘脑-垂体-肾上腺（HPA）轴和交感神经系统的激活可能起到一定作用；对此本书将在相关章节进行阐述。

抑郁症通过行为机制也可增加 2 型糖尿病的发生风险。已经明确，肥胖是 2 型糖尿病的最重要的危险因素[92]，并且缺乏体力活动可进一步增加糖尿病的发生风险[93]。有意思的是，来自心脏和心灵（heart and soul）研究的数据[89]显示，抑郁症和心血管事件之间的关系在很大程度上可以由行为因素来解释，尤其是体力活动。

总之，目前的证据显示，抑郁症确实可以增加 2 型糖尿病的发生风险。然而，其机制尚需研究明确。抑郁症和 1 型糖尿病的关联仍不明确。

抑郁症状与血糖控制水平

糖尿病患者为了使血糖达标以减少严重并发症的发生，在一生中都需要执行多项自我管理任务（包括自我监测血糖、调整饮食、运动和坚持服药）。强化胰岛素和药物治疗方案以及结构化的糖尿病教育项目可以有效降低 1 型和 2 型糖尿病患者的心血管疾病发生风险和并发症发生率[94-95]。然而，有些患者在病程中可能同时还存在心理和社会问题，后者可影响血糖达标。

抑郁症与糖尿病的不良结局相关。有研究显示，抑郁症可通过影响自我管理能力而使血糖控制恶化[96-97]。一项前瞻性研究纳入了约 4000 例糖尿病患者，研究发现，抑郁症状与口服药物服用依从性差相关，甚至是在进入研究之前血糖控制良好的患者[98]。有关的众多研究通常是横断面研究，它们显示，抑郁症状和血糖控制欠佳相关，尽管在系统综述中这种关联的效力没有那么强[99]。在少量的前瞻性研究[100-103]中，只有一项研究[103]证实，基线时抑郁症状与随访 4 年中 HbA1c 持续增高相关。而这项研究的局限性在于没有考虑可能存在的中间影响因素，如药物的服用和糖尿病患者自我管理情况。

到目前为止，抑郁症和血糖控制水平、糖尿病发病和糖尿病相关的死亡之间的关联的确切机制还不清楚。"抑郁症导致自我管理能力减低"的假说并不能完全解释抑郁症状和血糖之间的关系。例如，糖尿病患者在接受抗抑郁治疗后，不论是药物治疗还是心理干预，患者的抑郁症状都可得到改善，但血糖控制不一定能得到相应改善[46,104-110]。这提示抑郁症可通过其他途径影响糖尿病的发病和死亡，如通过参与影响心血管疾病和脂代谢紊乱而起作用。将来进行进一步的测定一系列生物-心理-社会因素的前瞻性研究将有助于阐明这种复杂的相互作用。

糖尿病患者合并的轻度抑郁症和其他心理障碍

轻度抑郁症或亚临床抑郁症对糖尿病患者的影响不尽相同。由于抑郁症对糖尿病患者自我管理能力有影响，在非糖尿病个体仅为"亚临床"状态的抑郁症状，如果发生在糖尿病患者，则会有显著的临床意义[5]。这种"轻度抑郁症"的发生不仅是因为患糖尿病，还可能是对独立于糖尿病的应激和生活事件的反应（例如，婚姻问题，工作相关的应激）。

抑郁症状常常发生于合并其他精神障碍的患者，如进食和焦虑障碍。青年女性合并进食障碍者通常伴有抑郁症状——作为疾病的临床表现之一——不进行单独的诊断，30％～50％的神经性厌食症患者伴有抑郁症状；另外，50％的贪食症患者伴有抑郁症状[111]。与糖尿病自我管理不佳相关的进食障碍则更多发生于糖尿病青少年女孩[112-115]，例如，为了减重而减少剂量或漏打胰岛素。

焦虑症也常见于糖尿病患者，而且通常与抑郁症相关[7,20,51-52]。近期的一项系统性综述发现，大约14％的糖尿病患者存在广泛性焦虑障碍，但亚临床焦虑和伴有焦虑症状的患者更为多见，分别为27％和40％[116]。糖尿病-抑郁症或糖尿病-焦虑症共病的发生率与慢性疾病的躯体症状增加有关，有躯体症状是需要进行抗抑郁或抗焦虑治疗的重要提示。糖尿病特异性心理问题，例如，对自我注射胰岛素产生恐惧心理，或对自我监测血糖恐惧（可能是源自对扎针的恐惧），以及恐惧并发症，都与产生焦虑、抑郁的症状出现有关[117-119]。对低血糖的恐惧和心理性胰岛素抵抗也很常见，但对它们和抑郁之间的关系并不清楚[120-121]。

一些近期的报道显示，社会心理因素与抑郁程度增加有关，包括糖尿病相关的情绪问题[32,122]。这些研究是应用糖尿病问题（Problem Areas in Diabetes，PAID）量表作为评估工具，此量表是为测量糖尿病相关的情感痛苦——又称"糖尿病耗竭"——而制定的，1型和2型糖尿病患者均适用[77]。研究显示，抑郁症状和糖尿病相关的情感痛苦之间具有强相关关系。然而，许多患者有严重抑郁症状的患者同时也报告有严重的糖尿病相关的情感痛苦，也有很多患者只有严重的抑郁症状，或只有严重的糖尿病情感痛苦（图 1.2）。因此，尚需进一步研究来明确不同的心理障碍发生情况及其对糖尿病管理的影响的相对作用。

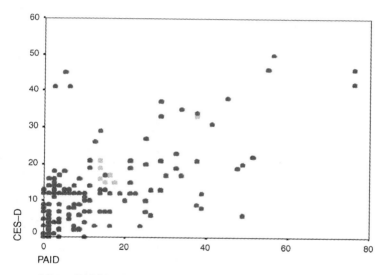

PAID：糖尿病问题量表
CES-D：流行病学调查中心用抑郁症量表

图 1.2　抑郁症状和糖尿病相关的情感痛苦的重叠（With permission from Skinner TC，combined Universities Centre for Rural Health，Australia）

远期结局与抑郁症对糖尿病的影响

糖尿病患者合并抑郁症，与更高的并发症发病率、死亡率以及生活质量下降相关。有证据显示，抑郁症状与饮食自我管理不佳、躯体和精神功能下降、卫生资源利用增加、2 型糖尿病患者口服药物依从性差都相关[96,123]。

由于糖尿病影响患者的经济状况，有可能使其丧失经济和社会地位，而影响其婚姻和家庭生活，造成其孤立和病耻感，因此也会导致抑郁症。合并抑郁症的患者通常对糖尿病有消极的看法，可能会因此长期保持不良应对行为，使不良结局的概率增加[124-126]。

抑郁症状在已经合并糖尿病并发症的患者中更常见，尽管这两者之间的因果关系尚不明确[33,64]。一项有关 1 型糖尿病的队列研究显示，之前的抑郁症状与随访期间冠心病的发病有关[127-128]。一项有关儿童糖尿病研究也发现，抑郁症和糖尿病视网膜病变发病有关[129]。尽管抑郁症是 2 型糖尿病[87]和心血管疾病的发病危险因素[130]，但糖尿病患者合并慢性并发症时因相应的功能丧失，也可能导致抑郁症的发生。

众多的研究支持抑郁症和血管病变之间的关系是双向性的[131]。大血管和微血管并发症通常会伴随出现，如勃起障碍和糖尿病足病，但由于早期发现微血管并发症通常较困难，很难建立抑郁症和并发症如神经病变的因果关系。

已有大量前瞻性研究证实了糖尿病患者（主要是 2 型糖尿病）合并抑郁症和死亡率之间的关系，显示抑郁症和心血管疾病的致死率之间有协同的交互影响[100-101,132]。一项英国的队列研究显示，重性和轻度抑郁症发作可使糖尿病首次合并足部溃疡的患者在 18 个月的随访时间内死亡的风险增加 3 倍[101]。一项来自美国的路径研究（pathways study）显示，在 3 年的随访时间内，轻度和重性抑郁障碍患者的死亡风险分别增加 1.67 倍和 2.3 倍[100]。另一项研究报道，糖尿病患者合并抑郁症使死亡风险增加了 50%，而其心血管疾病死亡风险没有增加[133]。

有关西班牙裔人口老年流行病学研究（EPESE）报道，在随访的 7 年时间里，糖尿病合并抑郁症患者的死亡率是未合并抑郁症患者的 5 倍，并且前者更早出现糖尿病并发症[134]。美国国家健康和营养状况调查（National Health and Nutrition Examination Survey, NHANES）在随访的 8 年时间里，将糖尿病合并抑郁症患者与糖尿病不合并抑郁症患者以及其他非糖尿病人群进行了分组比较，结果显示，糖尿病合并抑郁症患者的全因死亡风险增加了 2.5 倍，冠心病死亡风险增加了 2.43 倍[5]。

另一项同样应用 NHANES 数据（图1.3和1.4）的研究[132]显示，在糖尿病患者，抑郁症状和死亡率增加之间有强关联，而这种关联在非糖尿病患者并不存在，并且即使调整了社会人口学和生活方式等因素后结果也相同，该研究提示关注糖尿病-抑郁症共病患者具有重要意义。

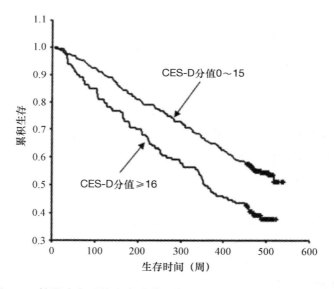

图1.3 糖尿病人群的生存功能，根据流行病学调查中心用抑郁量表（CES-D）得分分层（Xuanping Zhang et al.，Depressive symptoms and mortality among persons with and without diabetes，American Journal of Epidemiology，2005，by permission of Oxford University Press）

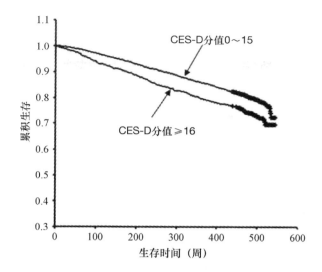

图 1.4 非糖尿病人群的生存功能，根据流行病学调查中心用抑郁量表（CES-D）得分分层（Xuanping Zhang et al.，Depressive symptoms and mortality among persons with and without diabetes，American Journal of Epidemiology，2005，by permission of Oxford University Press）

结语

目前的流行病学研究已证实，糖尿病患者在一生中出现一次或多次抑郁发作的风险增加，并且可以因此导致严重不良后果。抑郁症患病率增加可能与糖尿病患者的抑郁症状持续时间更长或复发更多相关，而不是与发生抑郁症本身的风险增加有关。

　　有研究探讨了糖尿病患者合并抑郁症的危险因素，但由于多数已发表的研究来自于横断面调查，这两种疾病之间的关系仍需进一步研究证实。特别是既往的抑郁症病史对今后再次出现抑郁症状的影响还不清楚，需要进行大规模的基于人群的前瞻性研究来明确。

　　由于各个研究应用的抑郁症状评估方法不尽相同，因此，尚不清楚如果应用更加严格的诊断标准是否会得出不同的结论。鉴于抑郁症的患病率在不同地区和国家存在差异，需要进行进一步研究来明确差异是源于特殊的测量工具在某些文化背景上不适用，还是源于的确存在的社会经济影响因素和/或文化及种族的较大差异。

　　少数民族、社会经济地位低下、肥胖等人群都更易出现精神卫生问题[135-137]。但尚不清楚这些因素如何影响糖尿病的预后，很少有研究涉及这一领域。

　　糖尿病伴抑郁症的患者通常结局不佳，包括影响患者的自我管理能力、血糖控制和合并糖尿病并发症在内的其他疾病。然而，这些不良后果与心理社会因素相关的机制并不明确，需要进一步研究探讨。

　　抑郁症和糖尿病之间有可能存在着复杂的生物心理社会影响机制，而目前尚缺乏前瞻性的研究证据支持。需要进行进一步的研究，明确糖尿病合并的不同的心理问题的相对重要作用，以及其对血糖控制、糖尿病并发症发生、死亡率和糖尿病管理的影响。

致谢

　　本章作者感谢下述各位给本章提出了深思熟虑的、建设性意见的个人：Kate Gilbert（1 型糖尿病网络创始人，澳大利亚）、Christos Lionis（Crete 大学，希腊）、Robert Peveler（Southampton 大学，英国）、Timothy Skinner（联合王国农村卫生中心，澳大利亚）、Corinne Stoop（Trimbos 研究所，荷兰）以及 Dorothy Thomas（澳大利亚皇家航空出诊服务）。

参考文献

[1] Anderson, R.J., Freedland, K.E., Clouse, R.E., and Lustman, P.J. (2001) The prevalence of co-morbid depression in adults with diabetes. *Diabetes Care*, **6,** 1069–1078.

[2] Ali, S., Stone, M., Peters, J. *et al.* (2006) The prevalence of co-morbid depression in adults with Type 2 diabetes: a systematic review and meta-analysis. *Diabet. Med.*, **23,** 1165–1173.

[3] Barnard, K., Skinner, T., and Peveler, R. (2006) The prevalence of co-morbid depression in adults with Type 1 diabetes: systematic literature review. *Diabet. Med.*, **23,** 445–448.

[4] Pouwer, F., Beekman, T.F., Nijpels, G. *et al.* (2003) Rates and risks for co-morbid depression in patients with Type 2 diabetes mellitus: results from a community-based study. *Diabetologia*, **46,** 892–898.

[5] Simon, G., Katon, W., Lin, E. *et al.* (2005) Diabetes complications and depression as predictors of health service costs. *Gen. Hosp. Psychiatry*, **27,** 344–351.

[6] Egede, L.E., Nietert, P.J., and Zheng, D. (2005) Depression and all-

cause and coronary mortality among adults with and without diabetes. *Diabetes Care*, **28,** 1339–1345.

[7] Katon, W., Lin, E.H., and Kroenke, K. (2007) The association of depression and anxiety with medical symptom burden in patients with chronic medical illness. *Gen. Hosp. Psychiatry*, **29,** 147–155.

[8] Radloff, L.S. (1977) A self-report depression scale for research in the general population. *Appl. Psych. Meas.*, **1,** 385–401.

[9] Kroenke, K., Spitzer, R.L., and Williams, J.B. (2001) The PHQ-9: validity of a brief depression severity measure. *J. Gen. Intern. Med.*, **16,** 606–613.

[10] Moussavi, S., Chatterji, S., Verdes, E. *et al.* (2007) Depression, chronic diseases, and decrements in health: results from the World Health Surveys. *Lancet*, **370,** 851–858.

[11] Goldney, R., Phillips, P., Gisher, L., and Wilson, D. (2004) Diabetes, depression and quality of life. *Diabetes Care*, **27,** 1066–1070.

[12] Egede, L. (2004) Diabetes, major depression, and functional disability among U.S. adults. *Diabetes Care*, **27,** 421–428.

[13] Gendelman, N., Snell-Bergeon, J.K., McFann, K. *et al.* (2009) Prevalence and correlates of depression in individuals with and without Type 1 diabetes. *Diabetes Care*, **32,** 575–579.

[14] Maraldi, C., Volpato, S., Penninx, B. *et al.* (2007) Diabetes mellitus, glycemic control, and incident depressive symptoms among 70- to 79-year-old persons: the health, aging, and body composition study. *Arch. Gen. Med.*, **167,** 1137–1144.

[15] Nouwen, A. and Oyebode, J.R. (2009) Depression and diabetes in older adults, in *Diabetes in Old Age* (ed. A. Sinclair), John Wiley & Sons Ltd, Chichester, pp. 385–401.

[16] Kovacs, M., Goldston, D., Obrosky, D.S., and Bonar, L.K. (1997) Psychiatric disorders in youths with IDDM: rates and risk factors. *Diabetes Care*, **20,** 36–44.

[17] Bryden, K.S., Neil, A., Mayou, R.A. *et al.* (1999) Eating habits, body weight, and insulin misuse. *Diabetes Care*, **22,** 1956–1960.

[18] Northam, E.A., Matthews, L.K., Anderson, P.J. *et al.* (2004) Psychiatric morbidity and health outcome in Type 1 diabetes – perspectives from a prospective longitudinal study. *Diabet. Med.*, **22,** 152–157.

[19] Lawrence, J.M., Standiford, D.A., Loots, B. *et al.* (2006) Prevalence and correlates of depressed mood among youth with diabetes: the SEARCH for diabetes in youth study. *J. Pediatrics*, **117,** 1348–1358.

[20] Lloyd, C.E., Dyer, P.H., and Barnett, A.H. (2000) Prevalence of symptoms of depression and anxiety in a diabetes clinic population.

Diabet. Med., **17,** 198–202.

[21] Engum, A., Mykletun, A., Midthjell, K. *et al.* (2005) Depression and diabetes: a large population-based study of sociodemographic, lifestyle, and clinical factors associated with depression in type 1 and type 2 diabetes. *Diabetes Care*, **28,** 1904–1909.

[22] Katon, W.J., Simon, G., Russo, J. *et al.* (2004) Quality of depression care in a population-based sample of patients with diabetes and major depression. *Med. Care*, **42,** 1222–1229.

[23] Gary, T., Crum, R., Cooper-Patrick, L. *et al.* (2000) Depressive symptoms and metabolic control in African-Americans with type 2 diabetes. *Diabetes Care*, **23,** 23–29.

[24] Thomas, J., Jones, G., Scarinci, I., and Brantley, P. (2003) A descriptive and comparative study of the prevalence of depressive and anxiety disorders in low-income adults with type 2 diabetes and other chronic illnesses. *Diabetes Care*, **26,** 2311–2317.

[25] Egede, L.E. and Zheng, D. (2003) Independent factors associated with major depressive disorder in a national sample of individuals with diabetes. *Diabetes Care*, **26,** 104–111.

[26] Bell, R.A., Smith, S.L., Arcury, T.A. *et al.* (2005) Prevalence and correlates of depressive symptoms among rural older African Americans, native Americans, and whites with diabetes. *Diabetes Care*, **28,** 823–829.

[27] Fisher, L., Chesla, C., Mullan, J. *et al.* (2001) Contributors to depression in Latino and European-American patients with type 2 diabetes. *Diabetes Care*, **24,** 1751–1757.

[28] Trief, P.M., Morin, P.C., Izquierdo, R. *et al.* (2006) Depression and glycemic control in elderly ethnically diverse patients with diabetes: The IDEATel Project. *Diabetes Care*, **29,** 830–835.

[29] Asghar, S., Hussain, A., Ali, S. *et al.* (2007) Prevalence of depression and diabetes: a population-based study from rural Bangladesh. *Diabet. Med.*, **24,** 872–877.

[30] Singh, P.K., Looker, H.C., Hanson, R.L. *et al.* (2004) Depression, diabetes, and glycemic control in Pima Indians. *Diabetes Care*, **27,** 618–619.

[31] Zahid, N., Asghar, S., Claussen, B., and Hussain, A. (2008) Depression and diabetes in a rural community in Pakistan. *Diabetes Res. Clin. Pract.*, **79,** 124–127.

[32] Pouwer, F., Skinner, T., Pibernik-Okanovic, M. *et al.* (2005) Serious diabetes-specific emotional problems and depression in a Croatian-Dutch-English survey from the European Depression in Diabetes (EDID) Research Consortium. *Diabetes Res. Clin. Pract.*, **70,**

[33] de Jonge, P., Roy, J., Saz, P. *et al.* (2006) Prevalent and incident depression in community-dwelling elderly persons with diabetes mellitus: results from the ZARADEMP project. *Diabetologia*, **49,** 2627–2633.

[34] Hislop, A., Fegan, P., Schlaeppi, M. *et al.* (2008) Prevalence and associations of psychological distress in young adults with type 1 diabetes. *Diabet. Med.*, **25,** 91–96.

[35] Peyrot, M. and Rubin, R.R. (1997) Levels and risks of depression and anxiety symptomatology among diabetic adults. *Diabetes Care*, **20,** 585–590.

[36] Hermanns, N., Kulzer, B., Krichbaum, M. *et al.* (2005) Affective and anxiety disorders in a German sample of diabetic patients: prevalence, comorbidity and risk factors. *Diabet. Med.*, **22,** 293–300.

[37] Eaton, W., Shao, H., Nestadt, G. *et al.* (2008) Population-based study of first onset and chronicity in major depressive disorder. *Arch. Gen. Psychiatry*, **65,** 513–520.

[38] Brown, G.W., Bifulco, A., and Harris, T.O. (1987) Life events, vulnerability and onset of depression: some refinements. *Br. J. Psychiatry*, **50,** 30–42.

[39] Kessler, R. (1997) The effects of stressful life events on depression. *Ann. Rev. Psychol.*, **48,** 191–214.

[40] Kendler, K.S., Karkowski, L.M., and Prescott, C.A. (1999) Causal relationship between stressful life events and the onset of major depression. *Am. J. Psychiatry*, **156,** 837–841.

[41] Carvalhais, S., Lima-Costa, M., Peixoto, S. *et al.* (2008) The influence of socio-economic conditions on the prevalence of depressive symptoms and its covariates in an elderly population with slight income differences: the Bambuí Health and Aging Study (BHAS). *Int. J. Soc. Psychiatry*, **54,** 447–456.

[42] Pilowsky, D., Wickramaratne, P., Rush, A. *et al.* (2006) Children of currently depressed mothers: a STAR*D ancillary study. *J. Clin. Psychiatry*, **67,** 126–136.

[43] Jaser, S.S., Whittemore, R., Ambrosino, J.M. *et al.* (2008) Mediators of depressive symptoms in children with type 1 diabetes and their mothers. *J. Pediatr. Psychol.*, **33,** 509–519.

[44] Thompson, C., Syddall, H., Rodin, I. *et al.* (2001) Birth weight and the risk of depressive disorder in late life. *Br. J. Psychiatry*, **179,** 450–455.

[45] Paile-Hyvärinen, M., Räikkönen, K., Forsén, T. *et al.* (2007) Depression and its association with diabetes, cardiovascular disease, and birth weight. *Ann. Med.*, **39,** 634–640.

[46] Lustman, P., Griffith, L., and Clouse, R. (1988) Depression in adults with

diabetes. Results of 5-yr follow-up study. *Diabetes Care*, **11,** 605–612.

[47] Brooks, R.J. (1999) Gender differences in the effect of the subjective experience of diabetes and sense of control on distress. *Health*, **3,** 399–421.

[48] Lewinsohn, P., Rohde, P., Seeley, J., and Fischer, S. (1991) Age and depression: unique and shared effects. *Psychol. Aging*, **6,** 247–260.

[49] Roberts, R., Kaplan, G., Shema, S., and Strawbridge, W. (1997) Does growing old increase the risk for depression? *Am. J. Psychiatry*, **154,** 1384–1390.

[50] Mast, B., Miles, T., Penninx, B. *et al.* (2008) Vascular disease and future risk of depressive symptomatology in older adults: findings from the Health, Aging, and Body Composition study. *Biol. Psychiatry*, **64,** 320–326.

[51] Collins, M.M., Corcoran, P., and Perry, J. (2009) Anxiety and depression symptoms in patients with diabetes. *Diabet. Med.*, **26,** 153–161.

[52] Fisher, L., Skaff, M.M., Mullan, J.T. *et al.* (2008) A longitudinal study of affective and anxiety disorders, depressive affect and diabetes distress in adults with type 2 diabetes. *Diabet. Med.*, **25,** 1096–1101.

[53] Kovacs, M., Obrosky, D.S., Goldston, D., and Drash, A. (1997) Major depressive disorder in youths with IDDM: a controlled prospective study of course and outcome. *Diabetes Care*, **20,** 45–51.

[54] Peyrot, M. and Rubin, R.R. (1999) Persistence of depressive symptoms in diabetic adults. *Diabetes Care*, **22,** 448–452.

[55] Lustman, P.J., Griffith, L.S., Freedland, K.E., and Clouse, R.E. (1997) The course of major depression in diabetes. *Gen. Hosp. Psychiatry*, **19,** 138–143.

[56] Simpson, H., Nee, J., and Endicott, J. (1997) First-episode major depression. Few sex differences in course. *Arch. Gen. Psychiatry*, **54,** 633–639.

[57] Post, R.M. (1992) Transduction of psychosocial stress into the neurobiology of recurrent affective disorder. *Am. J. Psychiatry*, **149,** 999–1010.

[58] Stroud, C., Davila, J., and Moyer, A. (2008) The relationship between stress and depression in first onsets versus recurrences: a meta-analytic review. *J. Abnorm. Psychol.*, **117,** 206–213.

[59] Monroe, S.M., Slowich, G.M., Torres, L.D., and Gotlib, I.H. (2007) Major life events and major chronic difficulties are differentially associated with history of major depressive episodes. *J. Abnorm. Psychol.*, **116,** 116–124.

[60] Kendler, K.S., Thornton, L.M., and Gardner, C.O. (2000) Stressful life events and previous episodes in the etiology of major depression in women: an evaluation of the "kindling" hypothesis. *Am. J. Psychiatry*,

157, 1243–1251.

[61] Monroe, S. and Harkness, K. (2005) Life stress, the "kindling" hypothesis, and the recurrence of depression: considerations from a life stress perspective. *Psychol. Rev.*, **112,** 417–445.

[62] Bruce, D., Casey, G., Davis, W. *et al.* (2006) Vascular depression in older people with diabetes. *Diabetologia*, **49,** 2828–2836.

[63] de Groot, M., Anderson, R.M., Freedland, K.E. *et al.* (2001) Association of depression and diabetes complications: a meta-analysis. *Psychosom. Med.*, **63,** 619–630.

[64] Katon, W., Russo, J., Lin, E.H.B. *et al.* (2009) Depression and diabetes: factors associated with major depression at five-year follow-up. *Psychosomatics*, **50,** 570–579.

[65] Knol, M., Heerdink, E., Egberts, A. *et al.* (2007) Depressive symptoms in subjects with diagnosed and undiagnosed type 2 diabetes. *Psychosom. Med.*, **69,** 300–305.

[66] Palinkas, L., Barrett-Connor, E., and Wingard, D. (1991) Type 2 diabetes and depressive symptoms in older adults: a population-based study. *Diabet. Med.*, **8,** 532–539.

[67] Icks, A., Kruse, J., Dragano, N. *et al.* (2008) Are symptoms of depression more common in diabetes? Results from the Heinz Nixdorf Recall study. *Diabet. Med.*, **25,** 1330–1336.

[68] Padgett, D.K. (1993) Sociodemographic and disease-related correlates of depressive morbidity among diabetic patients in Zagreb, Croatia. *J. Nerv. Ment. Dis.*, **181,** 123–129.

[69] Bruce, D.G., Davis, W.A., and Davis, T.M.E. (2005) Longitudinal predictors of reduced mobility and physical disability in patients with type 2 diabetes. *Diabetes Care*, **28,** 2441–2447.

[70] Wikblad, K., Wibell, L., and Montin, K. (1991) Health and unhealth in chronic disease. *Scand. J. Caring Sci.*, **5,** 71–77.

[71] Pawaskar, M., Anderson, R., and Balkrishnan, R. (2007) Self-reported predictors of depressive symptomatology in an elderly population with type 2 diabetes mellitus: a prospective cohort study. *Health & Quality of Life Outcomes*, **5,** 50.

[72] Lysy, Z., Da Costa, D., and Dasgupta, K. (2008) The association of physical activity and depression in Type 2 diabetes. *Diabet. Med.*, **25,** 1133–1341.

[73] Anstey, K., von Sanden, C., Sargent-Cox, K., and Luszcz, M. (2007) Prevalence and risk factors for depression in a longitudinal, population-based study including individuals in the community and residential care. *Am. J. Geriatr. Psychiatry*, **15,** 497–501.

[74] Fitten, L., Ortiz, F., Fairbanks, L. *et al.* (2008) Depression, diabetes and

metabolic-nutritional factors in elderly Hispanics. *J. Nutr. Health Aging*, **12**, 634–640.

[75] Luijendijk, H., Stricker, B., Hofman, A. *et al.* (2008) Cerebrovascular risk factors and incident depression in community-dwelling elderly. *Acta Psychiatr. Scand.*, **118**, 139–148.

[76] Moreira, R.O., Marca, K.F., Appolinario, J.C., and Coutinho, W.F. (2007) Increased waist circumference is associated with an increased prevalence of mood disorders and depressive symptoms in obese women. *Eat. Weight Disord.*, **12**, 35–40.

[77] Polonsky, W., Anderson, B., Lohrer, P. *et al.* (1995) Assessment of diabetes related distress. *Diabetes Care*, **18**, 754–760.

[78] Black, S.A. (1999) Increased health burden associated with comorbid depression in older diabetic Mexican Americans. Results from the Hispanic Established Population for the Epidemiologic Study of the Elderly Survey. *Diabetes Care*, **22**, 56–64.

[79] Palinkas, L., Lee, P., and Barrett-Connor, E. (2004) A prospective study of Type 2 diabetes and depressive symptoms in the elderly: the Rancho Bernardo Study. *Diabet. Med.*, **21**, 1185–1191.

[80] Polsky, D., Doshi, J., Marcus, S. *et al.* (2005) Long-term risk for depressive symptoms after a medical diagnosis. *Arch. Intern. Med.*, **165**, 1260–1266.

[81] Golden, S., Lazo, M., Carnethon, M. *et al.* (2008) Examining a bidirectional association between depressive symptoms and diabetes. *JAMA*, **299**, 2751–2759.

[82] Brown, L., Majumdar, S., Newman, S., and Johnson, J. (2006) Type 2 diabetes does not increase risk of depression. *Can. Med. Assoc. J.*, **175**, 42–46.

[83] Engum, A. (2007) The role of depression and anxiety in onset of diabetes in a large population-based study. *J. Psychosom. Res.*, **62**, 31–38.

[84] Kim, J.M., Stewart, R., Kim, S.W. *et al.* (2006) Vascular risk factors and incident late-life depression in a Korean population. *Br. J. Psychiatry*, **189**, 26–30.

[85] Mezuk, B., Eaton, W.W., Albrecht, S., and Golden, S.H. (2008) Depression and Type 2 diabetes over the lifespan: a meta-analysis. *Diabetes Care*, **31**, 2383–2390.

[86] Willis, T. (1674) *Pharmaceutice Rationalis Sive Diatriba De Medicamentorum Operationibus in Humano Corpore*, Theatro Sheldoniano, Oxford.

[87] Knol, M.J., Twisk, J.W.R., Beekman, A.T.F. *et al.* (2006) Depression as a risk factor for the onset of type 2 diabetes mellitus. A meta-analysis.

Diabetologia, **49**, 837–845.

[88] Van der Kooy, K., van Hout, H., Marwijk, H. *et al.* (2007) Depression and the risk for cardiovascular diseases: systematic review and meta analysis. *Int. J. Geriatr. Psychiatry*, **22**, 613–626.

[89] Whooley, M.A., de Jonge, P., Vittinghoff, E. *et al.* (2008) Depressive symptoms, health behaviors and risk of cardiovascular events in patients with coronary heart disease. *JAMA*, **300**, 2379–2388.

[90] Brown, E.S., Varghese, F.P., and McEwen, B.S. (2004) Association of depression with medical illness: does cortisol play a role? *Biol. Psychiatry*, **55**, 1–9.

[91] Vogelzangs, N., Kritchevsky, S.B., Beekman, A.T.F. *et al.* (2008) Depressive symptoms and change in abdominal obesity in older persons. *Arch. Gen. Psychiatry*, **65**, 1386–1393.

[92] Hu, J., Amoako, E.P., Gruber, K.J., and Rossen, E.K. (2007) The relationship among health functioning indicators and depression in older adults with diabetes. *Issues Ment. Health Nurs.*, **28**, 133–150.

[93] Manson, J., Rimm, E., Stampfer, M. *et al.* (1991) Physical activity and incidence of non-insulin-dependent diabetes mellitus in women. *Lancet*, **338**, 774–778.

[94] UK Prospective Diabetes Study (UKPDS) Group (1998) Intensive blood-glucose control with sulphonylureas or insulin compared with conventional treatment and risk of complications in patients with type 2 diabetes. *Lancet*, **352**, 837–853.

[95] The Diabetes Control and Complications Trial Research Group (1993) The effect of intensive treatment of diabetes on the development and progression of long-term complications in insulin-dependent diabetes mellitus. *N. Engl. J. Med.*, **329**, 977–985.

[96] Ciechanowski, P.S., Katon, W.J., and Russo, J.E. (2000) Depression and diabetes: impact of depressive symptoms on adherence, function and costs. *Arch. Intern. Med.*, **160**, 3278–3285.

[97] Hampson, S., Glasgow, R., and Strycker, L. (2000) Beliefs versus feelings: a comparison of personal models and depression for predicting multiple outcomes in diabetes. *Br. J. Health Psychol.*, **5**, 27–29.

[98] Katon, W., Russo, J., Lin, E.H.B. *et al.* (2009) Diabetes and poor disease control: is depression associated with poor adherence or lack of treatment intensification? *Psychosom. Med.*, **71**, 965–972.

[99] Lustman, P.J., Anderson, R.J., Freedland, K.E. *et al.* (2000) Depression and poor glycemic control. A meta-analytic review of the literature. *Diabetes Care*, **23**, 934–942.

[100] Katon, W.J., Rutter, C., Simon, G. *et al.* (2005) The association of comorbid depression with mortality in patients with type 2 diabetes.

Diabetes Care, **28,** 2668–2672.

[101] Ismail, K., Winkley, K., Stahl, D. *et al.* (2007) A cohort study of people with diabetes and their first foot ulcer: the role of depression on mortality. *Diabetes Care*, **30,** 1473–1479.

[102] Nakahara, R., Yoshiuchi, K., Kumano, H. *et al.* (2006) Prospective study on influence of psychosocial factors on glycemic control in Japanese patients with type 2 diabetes. *Psychosomatics*, **47,** 240–246.

[103] Richardson, L.K., Egede, L.E., Mueller, M. *et al.* (2008) Longitudinal effects of depression on glycemic control in veterans with Type 2 diabetes. *Gen. Hosp. Psychiatry*, **30,** 509–514.

[104] Lustman, P.J., Clouse, R.E., Freedland, K.E. *et al.* (1997) Effects of nortriptyline on depression and glucose regulation in diabetes: results of a double-blind placebo-controlled trial. *Psychosom. Med.*, **59,** 241–250.

[105] Lustman, P., Freedland, K., Griffith, L., and Clouse, R. (2000) Fluoxetine for depression in diabetes: a randomized double-blind placebo-controlled trial. *Diabetes Care*, **23,** 618–623.

[106] Lustman, P.J., Clouse, R.E., Nix, B.D. *et al.* (2006) Sertraline for prevention of depression recurrence in diabetes mellitus. *Arch. Gen. Psychiatry*, **63,** 521–529.

[107] Paile-Hyvärinen, M., Wahlbeck, K., and Eriksson, J. (2003) Quality of life and metabolic status in mildly depressed women with type 2 diabetes treated with paroxetine: a single-blind randomised placebo controlled trial. *BMC Fam. Pract.*, **4,** 7.

[108] Katon, W., Von Korff, M., Ciechanowski, P. *et al.* (2004) Behavioral and clinical factors associated with depression among individuals with diabetes. *Diabetes Care*, **27,** 914–920.

[109] Williams, J.W., Katon, W., Lin, E.H.B. *et al.* (2004) The effectiveness of depression care management on diabetes-related outcomes in older patients. *Ann. Intern. Med.*, **140,** 1015–1024.

[110] Aikens, J. and Piette, J.D. (2009) Diabetic patients' medication underuse, illness outcomes, and beliefs about antihyperglycemic and antihypertensive treatments. *Diabetes Care*, **32,** 1177–1181.

[111] McCarthy, M. (1990) The thin ideal, depression and eating disorders in women. *Behav. Res. Ther.*, **28,** 205–214.

[112] Bryden, K.S., Peveler, R.C., Stein, A. *et al.* (2001) Clinical and psychological course of diabetes from adolescence to young adulthood. *Diabetes Care*, **24,** 1536–1540.

[113] Rydall, A.C., Rodin, G.M., Olmstead, M.P. *et al.* (1997) Disordered eating behavior and microvascular complications in young women

with insulin-dependent diabetes mellitus. *N. Engl. J. Med.*, **336,** 1849–1854.

[114] Jones, J.M., Lawson, M.L., Daneman, D. *et al.* (2000) Eating disorders in adolescent females with and without type 1 diabetes: cross sectional study. *BMJ*, **320,** 1563–1566.

[115] Colton, P., Olmstead, M.P., Daneman, D. *et al.* (2004) Disturbed eating behavior and eating disorders in preteen and early teenage girls with type 1 diabetes. *Diabetes Care*, **27,** 1654–1659.

[116] Grigsby, A.B., Anderson, R.J., Freedland, K.E. *et al.* (2002) Prevalence of anxiety in adults with diabetes: a systematic review. *J. Psychosom. Res.*, **53,** 1053–1060.

[117] Mollema, E.D., Snoek, F.J., Adér, H.J. *et al.* (2001) Insulin-treated diabetes patients with fear of self-injecting or fear of self-testing: psychological comorbidity and general well-being. *J. Psychosom. Res.*, **51,** 665–672.

[118] Snoek, F., Mollema, E., Heine, R. *et al.* (1997) Development and validation of the Diabetes Fear of Injecting and Self-Testing Questionnaire (D-FISQ): first findings. *Diabet. Med.*, **14,** 871–876.

[119] Karlson, B. and Agardh, C.D. (1997) Burden of illness, metabolic control and complications in relation to depressive symptoms in IDDM patients. *Diabet. Med.*, **14,** 1066–1072.

[120] Polonsky, W.H., Fisher, L., Guzman, S. *et al.* (2005) Psychological insulin resistance in patients with Type 2 diabetes: the scope of the problem. *Diabetes Care*, **28,** 2543–2545.

[121] Petrak, F., Stridde, E., Leverkus, F. *et al.* (2007) Development and validation of a new measure to evaluate psychological resistance to insulin treatment. *Diabetes Care*, **30,** 2199–2204.

[122] Pibernik-Okanović, M., Begić, D., Peroš, K. *et al.* (2008) Psychosocial factors contributing to persistent depressive symptoms in type 2 diabetic patients: a Croatian survey from the European Depression in Diabetes Research Consortium. *J. Diabetes Comp.*, **22,** 246–253.

[123] Lin, E.H.B., Katon, W., Von Korff, M. *et al.* (2004) Relationship of depression and diabetes self-care, medication adherence, and preventive care. *Diabetes Care*, **27,** 2154–2160.

[124] Wade, A.N., Farmer, A.J., and French, D.P. (2004) Association of beliefs about illness and medication with self-care activities in non-insulin treated Type 2 diabetes. *Diabetes Care*, **21**(Suppl.), 52.

[125] Skinner, T.C., Hampson, S.E., and Fife-Schaw, C. (2002) Personality, personal model beliefs and self-care in adolescents and young adults with Type 1 diabetes. *Health Psychol.*, **21,** 61–70.

[126] Heller, S., Davies, M.J., Khunti, K. *et al.* (2005) The illness beliefs of

people newly diagnosed with type 2 diabetes: results from the DES-MOND pilot study. *Diabetologia*, **48**(Suppl.), A324.

[127] Lloyd, C.E., Wing, R.R., Matthews, K.M., and Orchard, T.J. (1992) Psychosocial factors and the complications of insulin-dependent diabetes mellitus: the Pittsburgh Epidemiology of Diabetes Complications Study – VIII. *Diabetes Care*, **15**, 166–172.

[128] Orchard, T.J., Olson, J.C., Erbey, J.R. *et al.* (2003) Insulin resistance-related factors, but not glycemia, predict coronary artery disease in type 1 diabetes: 10-year follow-up data from the Pittsburgh Epidemiology of Diabetes Complications Study. *Diabetes Care*, **26**, 1374–1379.

[129] Kovacs, M., Mukerji, P., Drash, A., and Iyengar, S. (1995) Biomedical and psychiatric risk factors for retinopathy among children with IDDM. *Diabetes Care*, **18**, 1592–1599.

[130] Lett, H.S., Blumenthal, J.A., Babyak, M.A. *et al.* (2004) Depression is a risk factor for coronary artery disease: evidence mechanisms, and treatment. *Psychosom. Med.*, **66**, 305–315.

[131] Thomas, A.J., Kalaria, R.N., and O'Brien, J.T. (2004) Depression and vascular disease: what is the relationship? *J. Affect. Disord.*, **79**, 81–95.

[132] Zhang, X., Norris, S.L., Gregg, E.W. *et al.* (2005) Depressive symptoms and mortality among persons with and without diabetes. *Am. J. Epidemiol.*, **161**, 652–660.

[133] Lin, E.H.B., Heckbert, S.R., Rutter, C.M. *et al.* (2009) Depression and increased mortality in diabetes: unexpected causes of death. *Ann. Family Med.*, **7**, 414–421.

[134] Black, S.A., Markides, K.S., and Ray, L.A. (2003) Depression predicts increased incidence of adverse health outcomes in older Mexican Americans with type 2 diabetes. *Diabetes Care*, **26**, 2822–2828.

[135] Evans, J., MacDonald, T., Leese, G. *et al.* (2000) Impact of type 1 and type 2 diabetes on patterns and costs of drug prescribing: a population-based study. *Diabetes Care*, **23**, 770–774.

[136] Everson, S., Maty, S., Lynch, J., and Kaplan, G. (2002) Epidemiologic evidence for the relation between socioeconomic status and depression, obesity, and diabetes. *J. Psychosom. Res.*, **53**, 891–895.

[137] Riolo, S.A., Nguyen, T.A., and King, C.A. (2005) Prevalence of depression by race/ethnicity: findings from the National Health and Nutrition Examination Survey III. *Am. J. Public Health*, **95**, 998–1000.

第 2 章

抑郁症-糖尿病关联的发病机制

Khalida Ismail

陶　红　译

对于糖尿病患者中抑郁症高发以及由此对糖尿病相关的结局产生不良影响的机制，目前并不完全明确，但生物学和心理学因素以及两者的相互作用被认为很可能参与其中。本章将重点介绍抑郁症-糖尿病关联的可能的生物学机制。

本章相关内容除非做特殊说明，均是有关 2 型糖尿病的证据。首先，简单介绍单纯以心理模型来解释糖尿病患者抑郁症高发以及抑郁症对糖尿病结局的不良影响的局限性。然后，汇总抑郁症与代谢紊乱相关的生物过程的研究证据，包括抑郁症与作为糖尿病始动因素的胰岛素抵抗之间的关系，以及可能介导这一关联的通路，如下丘脑-垂体-肾上腺（hypothalamic-pituitary-adrenal，HPA）轴、先天性免疫反应和自主神经系统；强调说明了在研究这一关联的因果方向上的困难。第三，从生命过程流行病学的证据方面，如共同的遗传易感性、胎儿营养和童年的不幸经历等，来探讨抑郁症和糖尿病可能存在的共同病因起源。对有关抗抑郁药物对代谢和免疫的影响这一知之甚少的研究领域只做简单介绍。

最后，总结这种复杂的多因素理论模型，并对今后的研究方向进行展望。随着这个研究领域的快速发展，研究成果将最终促进糖尿病和/或抑郁症的一级预防并发现新的治疗靶点。

心理模型的局限性

心理模型是解释抑郁症和糖尿病关系的传统模型，主要是说明糖尿病相关的情感痛苦和实际生活负担是引发抑郁症的主要诱因，也就是说，抑郁症是糖尿病的后果。抑郁症可改变患者的生活方式和行为，如饮食和体重、体力活动和吸烟[1-3]。抑郁症与糖尿病患者自我管理能力的下降相关[4-6]，这在近期的前瞻性研究中得到了证实[7-8]。

但是，心理模型不能全面解释抑郁症的不良后果。有学者认为，两者的关系是相反的或双向的，因为抑郁症似乎出现在糖尿病发病之前[9-10]。抑郁症对糖尿病的预后造成的不良影响不能仅用抑郁症状降低糖尿病患者自我管理能力而导致血糖控制不佳、促进并发症发生来解释。在横断面研究中，抑郁症和血糖的控制水平之间的关联很小[11-12]，而在大多数前瞻性研究中，这种关联几乎都不存在[13-18]。而且，目前的随机对照研究缺少单纯治疗抑郁症可改善糖尿病血糖控制的证据，尽管这种治疗确实改善了情绪[19]。一些研究者提出，相比于抑郁症相关的认知、情感和行为的改变，糖尿病特异性的想法、担忧和感受，即糖尿病相关的情感痛苦，是预测患者自我管理能力降低的更为重要的因素，尽管很明显这两者并不是互相排斥的心理过程[16]。

心理模型的局限性同样存在于抑郁症合并冠状动脉疾病（coronary artery disease，CAD）的患者，可能是因为 2 型糖尿病和心血管疾病存在共同的发病机制[20]。抑郁症同样也与 CAD 患者死亡率增加相关[21-24]，但它仅能解释 CAD 治疗依从性的 1/3 的变异[25]。而且，对有急性心血管事件的患者进行抗抑郁治疗（包括抗抑郁药物治疗、心理治疗或联合治疗）的随机对照研究显示，患者的情绪得到了改善，但心血管结局没有显著改善[26-27]。这提示还应考虑在其他有助于解释抑郁症-糖尿病关联的机制，如生物学因素（图 2.1）。

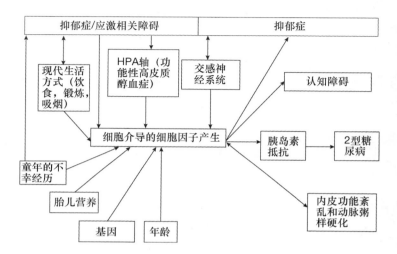

图 2.1　图解抑郁症和糖尿病关联的理论机制

抑郁症与胰岛素抵抗

糖尿病的发病是由最初的胰岛素抵抗、发展至糖耐量受损、直至因胰岛素分泌不足导致糖尿病的连续过程。胰岛素抵抗是指外周组织中胰岛素受体对胰岛素作用的敏感性下降。因此，胰岛 β 细胞会分泌大量的胰岛素来代偿外周胰岛素受体的功能的降低。胰岛素抵抗是以空腹状态下一定量的胰岛素代谢血糖的能力来评估的。既往认为只有外周组织（如脂肪组织）才有胰岛素抵抗。但是，考虑到血糖和胰岛素能够穿过血脑屏障，中枢性胰岛素抵抗的概念也逐渐得到认识。脑组织中的胰岛素受体和外周的胰岛素受体具有不同的结构和功能，已经有一些证据显示，外周胰岛素抵抗与中枢神经功能的下降有关[28]，这可能是阿尔茨海默病痴呆和血管性痴呆的病因之一。胰岛素抵抗也是血中游离脂肪酸水平的影响因素，而后者又是影响色氨酸代谢和脑中血清素水平的重要因素。缺少体力活动和肥胖这两种由抑郁症所致的行为异常，也可导致胰岛素抵抗的发生。正是这些观察性结果引出了生物学行为和抑郁症相关联的假设。

目前有关抑郁症和胰岛素抵抗的流行病学研究已得出了一些初步结果，相关研究还在逐年增多（表 2.1）。最早期的观察性研究来自英国的女性心脏和健康研究，纳入了在社区中随机选取的 4 286 名 60~79 岁女性。研究发现，抑郁症和糖代谢紊乱的关系几乎呈 U 形，即抑郁症的患病率（抑郁症诊断是由自我报告和服用抗抑郁药的处方来评估的）在非糖尿病女性随着胰岛素抵抗的加重而下降（胰岛素抵抗由 HOMA 指数来评估），而在糖尿病女性则呈上升趋势[29]。相反，一项芬兰的基于人群的研究显示，在 491 名中老年参加者中，胰岛素抵抗（由定性的胰岛素敏感性指数 QUICKI 计算）和抑郁症状的严重程度（抑郁症状由 Beck 抑郁量表评估）呈正相关，在糖耐量受损的人群中更为显著[30]。芬兰的研究结果在荷兰[31]和中国[32]的相似人群中也得到了证实。芬兰的一项有 1 054 名年轻健康男性应正士兵的研究观察到

表 2.1 抑郁症和胰岛素抵抗之间的关系的观察性研究

研究	研究设计	样本量	年龄（岁）	性别	结果
Lawlor 等[29]	横断面	4 286	60~79	女性	比值比 = 0.84（0.74~0.97），P = 0.006
Everson-Rose 等[38]	前瞻性，随访 3 年	2 662	46.4（±2.7）	女性	HOMA-IR 年增长率无差异（抑郁与时间交互效应，P=0.39）
Lawlor 等[39]	前瞻性，随访 12 年	2 512	45~59	男性	比值比 = 0.97（0.77~1.23），P = 无显著性差异
Timonen 等[30]	横断面	491	71~73	男性和女性	r=0.13，P=0.004
Adriaanse 等[31]	横断面	541	55~75	男性和女性	r=0.156，P<0.001
Timonen 等[34]	横断面	2 609	31	男性	比值比 = 3.15（1.48~6.68），P 显示趋势=0.007
Timonen 等[33]	横断面	1 054	19	男性	比值比=2.8（1.2~6.5）
Pan 等[32]	横断面	3 285	50~70	男性和女性	比值比=1.54（1.17~2.04），P = 0.002

了抑郁症和胰岛素抵抗之间最强的关联，该研究还显示，中度至重度的抑郁症状（应用修正的 Beck 抑郁量表评估）可使胰岛素抵抗（应用 HOMA-IR 评估）的风险增加 3 倍，但轻度抑郁症状与胰岛素抵抗并不相关[33]。另一项在芬兰北部 1966 年出生的年轻男性中进行的队列研究也得出了同样的结果[34]。这些研究的主要局限性是应用抑郁自评量表来评估抑郁症状——这就有可能使被调查者把未诊断的糖尿病症状和抑郁症状相混淆。

还有少量研究涉及了糖尿病和抑郁症的因果关系。一项来自日本的样本量很小但设计合理的病例对照研究纳入了 20 例非糖尿病的抑郁症患者和 13 例年龄、性别和体重指数（BMI）相匹配的非抑郁症者作为对照组。该研究进行了多样本静脉葡萄糖耐量试验和口服葡萄糖耐量试验（OGTT），结果表明，抑郁症患者胰岛素抵抗相比于对照组更严重。在抑郁症组，患者在接受三环类抗抑郁药物治疗后，能量摄入量和体力活动得到了控制，在 BMI 和空腹血糖都没有变化的情况下胰岛素敏感性得到了显著改善[35]。一项在德国进行的双盲随机对照研究纳入了 80 例应用 DSM-IV 诊断的重性抑郁障碍的非糖尿病患者，比较了帕罗西汀和阿米替林的治疗效果，在 BMI 调整之后发现，胰岛素敏感性指数（应用 Matsude 方法计算）得到改善的是经过 5 周抗抑郁药物治疗后严重抑郁症状得到缓解的患者，而与应用哪种药物无关[36]。然而，这个阳性结果在以育龄期血糖正常女性为研究对象的同样设计的研究中没有得到证实[37]。

美国全国女性健康研究对 2 662 例不同种族的女性进行了为期 3 年的随访，发现抑郁症（流行病学调查中心用抑郁量表评估）与胰岛素抵抗（用 HOMA-IR 评估）相关，每年胰岛素抵抗单位增加 0.05，也就是胰岛素抵抗进行性加重，并且糖尿病的发生风险增加 66%；而在中心性肥胖调整之后上述两项结果只在非洲裔美国女性中还存在显著性，而在其他种族中显著性消失了。一种解释是：中心性肥胖这个因素的调整可能是过度的调整，因为肥胖本身和胰岛素抵抗有共同的病因学机制。抑郁症与 HOMA-IR 的绝对值相关，但与随访中的变化值无关，这对于两者的因果关系的解释造成了困难[38]。

Caerphilly 前瞻性队列研究纳入了 2 203 名威尔士中年男性，研究在三个时间点对他们进行随访，并延续了14 年。研究表明，基线的胰岛素抵抗（HOMA-IR）和随后的抑郁评分（由一般健康问卷 30 项评定）并无显著前瞻性相关[39]。

总体来说，抑郁症和胰岛素抵抗可能相关，但还没有结论。多数的横断面研究显示两者具有相关性，尤其是在生活在北半球的居民这种关联更强。目前还缺少前瞻性研究以达成共识，而最有前景的是适当匹配的病例对照研究，很多的混杂因素和协变量可以得到相应的处理。

抑郁症与下丘脑-垂体-肾上腺（HPA）轴的活性

应激反应（战斗-逃跑反应）是机体应对环境或心理威胁时的一个反应过程。应激激活 HPA 轴，导致一系列反应以应对不良刺激，从而保持身体内环境稳态。首先，促肾上腺素释放激素（CRH）释放并作用于垂体受体，刺激促肾上腺皮质激素（ACTH）分泌入血，后者作用于肾上腺皮质激素受体，促进皮质醇释放入血。皮质醇分泌增多可抑制性腺、生长激素和甲状腺轴（以减少脂质分解和促进合成代谢），并在生理水平激活炎症反应。HPA 轴也刺激交感神经系统（SNS），从而促进儿茶酚胺类物质（肾上腺素和去甲肾上腺素）释放，刺激先天性免疫反应，降低自主神经系统功能（如食欲及睡眠），并增强认知功能。总的代谢效应为增加糖异生、糖原分解和胰岛素抵抗[40]。库欣综合征是临床上慢性 HPA 轴活性增强的一个代表，其慢性高皮质醇血症导致多系统损害，包括高血压、糖代谢紊乱（从胰岛素抵抗到糖尿病都可以出现）、脂代谢紊乱、肌病和神经精神症状。越来越多的研究支持，代谢综合征与 HPA 轴活性增强相关，HPA 轴活性增强会使机体长期暴露于低度的或"功能性高皮质醇"状态，从而促进内脏脂肪的积聚[41]。

HPA 轴激活的原因还不清楚，但可能部分与氧化应激和肥胖导致的免疫反应相关，部分与大脑在察觉应激后做出的直接反应效应相关。这种观点最早是由 Bjorntorp 于 20 世纪 90 年代初期提出的，当时他认为腹型肥胖是一种"文明"综合征[42-43]。慢性应激状态与心血管疾病之间的相关性至少部分是由血循环中皮质醇水平增加和 HPA 轴反应增强介导的。近年来随着肥胖的流行，Bjorntorp 的理论再次受到关注。汽车等交通工具的普及和廉价的高脂肪食物促进了静坐的生活方式和进食过多，这两种与生俱来的行为曾被认为是人类为储存能量的进化性适应，目前也被认为是对现代生活应激的反应。肥胖损伤脂肪细胞，导致氧化应激的发生，激活 HPA 轴，导致皮质醇释放增加、刺激交感神经，诱发炎症反应，最终导致了胰岛素抵抗的发生和内皮功能损害。

大量的文献和证据表明，皮质醇和促肾上腺素释放激素（CRH）参与了抑郁症的发生，这一机制在近几年来尤其受到了广泛关注[44-47]。简单地说，抑郁症患者的血浆游离皮质醇水平、24 小时尿游离皮质醇水平和脑脊液中促肾上腺素释放激素水平显著高于对照人群[48-51]。应用地塞米松试验来评估下丘脑对反馈信号敏感性的研究显示，在重度抑郁患者中，约一半的患者缺少正常的皮质醇抑制反应，并且皮质醇抑制的程度与抑郁的严重程度存在量效关系[48]，尽管在大样本以人群为基础的研究中这种关联并不强[49]。随着抗抑郁治疗后患者临床症状的缓解，上述指标的异常也得到改善[44]。随着临床检测技术的不断改进和提升，今后对皮质醇的动态变化的复杂性和机制的认知也会逐步深入[50]。

尽管目前已有大量的文献报道，但要建立 HPA 轴和抑郁症的因果关系以及将 HPA 轴的活性作为对抑郁症患者有价值的生化检查还是非常困难的。原因之一是多数的研究都存在选择偏倚问题，即入选病例中缺少重度抑郁症患者，因为在一般人群中以轻度和中度抑郁症患者居多，但 HPA 轴和抑郁的关联恰恰是在重度抑郁症患者是最强的。其次，还缺少足够的前瞻性观察性研究来验证在随机选择的样本或能代表普通人群的样本中两者的关系。部分原因可能是检测 HPA 轴的活性对于流行病学研究来讲有些困难，但近年来已有一些研究在做这方面的尝试。

心脏与心灵研究纳入了 693 例门诊冠状动脉疾病患者，研究测定了 24 小时尿游离皮质醇，应用计算机化诊断访谈表来评估抑郁[51]。伴有抑郁的冠状动脉疾病患者的皮质醇的均值是增高的；皮质醇水平在上四分之一分位的患者的抑郁风险是在下四分之一分位患者的 2 倍，但皮质醇水平增高和心功能恶化没有关系。

Whitehall 队列研究纳入了 2 873 名英国公务员，横断面分析显示，重复测定的唾液皮质醇水平与正性情感呈负相关[52]。

荷兰的一项焦虑与抑郁研究进行了分组比较，一组为 308 名无精神障碍对照组，一组为 579 例重性抑郁障碍（应用 DSM-IV 标准诊断）病情缓解的患者，一组为 701 例重性抑郁障碍现患患者（由计算机化诊断访谈表诊断）[49]。研究测定了 7 个时间点的皮质醇水平，包括醒后 1 小时、夜间、小剂量地塞米松（0.5 mg）抑制试验服药后等。重性抑郁障碍缓解组和现患组醒后皮质醇与对照组相比均显著增高。地塞米松服药后皮质醇水平在抑郁障碍这两组没有差异。

第三个难以解释的 HPA 轴在抑郁症发生中的数据是：高皮质醇血症并不是抑郁的特异性指标，很多其他因素都会影响 HPA 轴的活性，如年龄；性别（女性，月经周期）；一天中的不同时间；急性应激源，如心理应激、生活事件、强体力活动、患急症；遗传因素；吸烟；以及多种药物的影响等[53-57]。

有不少研究观察到，抑郁症并不是唯一的与 HPA 轴活性增强相关的精神障碍，这使人们注意到一系列具有相同的病理生理机制的应激反应表现谱。存在精神障碍时出现的 HPA 轴活性增强可能是应激时的非特异性反应。一些研究观察到，创伤后应激障碍[58]、慢性疲劳综合征[59]也会出现类似的反应。在精神分裂症患者也有同样的报道，这也反映出 HPA 轴的异常反应是急性精神病中机体的非特异性反应[60-61]。童年的不幸，如受性侵犯或躯体虐待，可使成年后的 HPA 轴活性增强，并且不受成年期是否患抑郁症影响[62]，而且会增加抑郁症的发生风险。此外，HPA轴的活性改变也参与了童年不幸经历导致成年后慢性疲劳综合征的发生过程[63]，但该改变是否参与了童年不幸经历导致成年抑郁症的发生过程，目前的研究结果尚不一致[49]。

已有少量探讨抑郁症和HPA轴活性的因果关系的研究。一项纳入了116例初级保健机构的抑郁症高危妇女的研究进行了为期13个月的随访研究，Harris等[64]发现，清晨唾液皮质醇水平升高者更易发生抑郁症。在青少年中类似的观察也有报道[65]。有证据显示，高皮质醇血症性抑郁症与冠状动脉疾病发生风险增加相关[66-67]。

目前还没有前瞻性研究在糖尿病或糖尿病高危人群伴有抑郁和非抑郁人群中观察抑郁和HPA轴的关系，同样也没有针对肥胖或糖尿病一级亲属人群的研究[68]。

因此，广泛的研究已证实HPA轴的活性与抑郁症易感性相关，尽管与抑郁症的特异性关系较弱。目前仍缺乏支持两者因果关系的大样本的观察性研究。

糖尿病-抑郁症关联与自主神经系统

自主神经系统的交感神经和副交感神经具有相反的作用来保持机体的重要功能处于动态平衡中。交感神经系统（sympathetic nervous system，SNS）可释放肾上腺素和去甲肾上腺素。交感神经系统兴奋时，心血管功能亢进，通气增加和支气管扩张，以及非横纹肌收缩（如动脉收缩）。副交感神经系统以乙酰胆碱作为神经递质，副交感神经系统兴奋时，心跳减慢减弱，支气管平滑肌收缩，以及动脉舒张。

应激状态时，SNS 被 HPA 轴激活导致急性焦虑反应（图 2.1）。有研究显示，过度或持续的 SNS 激活状态可导致交感神经张力异常，儿茶酚胺分泌增加，以及炎症反应，从而可导致多种代谢紊乱。心率变异性（heart rate variability，HRV）是评估心脏迷走神经张力的指标，也是评估中枢神经系统调节自主神经功能的敏感指标，还可反映外周神经对中枢神经系统的反馈过程。HRV 分析是评估在不同的因素刺激情况下心搏间期的变化，HRV 降低是明确的心脏病、心律失常和猝死的危险因素。HRV 测定结果的可解释性高度依赖于快速、准确、可重复的、完善的电生理检查，而不像测定和分析HPA 轴活性那么简单。

HRV 和抑郁症的关系研究集中于心血管疾病[69]。HRV 下降与心肌梗死后[21,73]、稳定性冠状动脉疾病[74]以及冠状动脉旁路搭桥术后抑郁症的发生相关[70-72]（尽管很难去除混杂因素如服用抗抑郁药物，尤其是三环类抗抑郁药本身有抑制自主神经功能的作用），提示心脏自主神经的张力急性变化可导致抑郁症患者发生冠状动脉疾病事件和死亡的风险增加。由于相关的前瞻性研究很少，因此是否 HRV 是抑郁症恶化的临床预测指标或冠状动脉疾病加重的一个表现尚不清楚。

2 型糖尿病患者常见的死因是冠状动脉疾病相关的并发症，糖尿病和动脉粥样硬化是疾病相关的发展过程，但有关 HRV 和糖尿病的关系的研究还很有限[20,69]。尤其是自主神经病变是糖尿病的一个常见的并发症，其患病率在不同的诊断标准下也不尽相同；但一项随机选择的无症状糖尿病患者的研究显示，大约 20% 的患者合并有心血管自主神经功能异常，而且在确诊糖尿病的第一年就可以出现[75]。这种异常很难识别，部分原因是糖尿病患者通常合并有其他并发症，尤其是周围神经病变，如果合并有痛性神经病变，则临床上常常因疼痛而忽视了自主神经病变。

自主神经病变表现为多系统多器官功能受损，例如，心脏自主神经病变主要表现为静息时心动过速、活动耐力下降、体位性或姿势性低血压以及 HRV 下降。自主神经病变可使无症状性心肌缺血和死亡发生风险增加 2 倍[75]。其他表现包括：排汗功能异常，可导致排汗能力丧失和皮肤干燥，从而容易合并感染和溃疡；神经血管功能受损；低血糖性自主神经功能衰竭；胃肠道功能影响，包括胃轻瘫、便秘和/或腹泻；以及泌尿生殖系统和性功能异常（男性和女性）。自主神经病变的筛查通常涉及一系列检查而不是单项检查。

目前仍缺少有关自主神经病变是否在抑郁症和糖尿

病的关联中发挥作用的研究。有限的文献显示，胃肠道症状（并非 HRV）的发病机制存在争议，但自主神经病变是很可能的病因。一项澳大利亚的研究连续纳入了209 例门诊管理的 2 型糖尿病患者以及 892 例随机抽取的社区糖尿病患者。研究显示，在合并有胃肠道症状的患者，平均焦虑和抑郁得分（医院焦虑和抑郁量表）和神经质得分（Eysenck 简短神经质评估量表）显著更高，即使在对年龄、性别、糖尿病病程和分型、自我报告的血糖控制状况等因素进行调整之后依然如此[76]。该研究结果难以解释，但这与大型横断面观察性研究是一致的，即在糖尿病患者中，伴有重性抑郁障碍的患者报告的糖尿病症状几乎是没有抑郁障碍的患者的 2 倍，即使在对人口学特征、糖尿病严重性的客观评估以及临床共患疾病等因素进行调整之后依然如此[77]。

如果抑郁症与冠状动脉疾病患者 HRV 下降相关，那么可能也与糖尿病患者自主神经病变相关。目前这方面的资料还很有限，还不足以说明是否存在相关；即使存在相关，也不清楚抑郁症对糖尿病的影响是原因还是结果，是同时发生还是对糖尿病进展具有线性影响。这是一个新的研究领域，其结果有助于更好地理解从 HPA轴到死亡的各种通路激活机制以及发现新的干预治疗靶点。因此，需要进行更多的前瞻性的大样本糖尿病样本队列研究，包括筛查自主神经功能，特别是通过队列比较伴有和不伴有抑郁症的患者的不同结局。

糖尿病-抑郁症关联与先天性炎症反应

另一个对糖尿病-抑郁症关联的可能解释是：抑郁症与细胞因子介导的急性期反应相关，这是 1991 年即已提出的"抑郁症的巨噬细胞理论"假说[78]。在这一点上两种疾病存在关联是因为：2 型糖尿病的发病机制也牵涉急性期反应且其与相应的临床和生化改变相关，这是 Pickup 和 Crook[79] 于 1998 年首次提出的另一个假说，并已于近期更新[20,80]。

先天性免疫系统是机体抵御外来环境威胁的第一道防线，巨噬细胞和其他细胞释放白介素（IL）-6、-1 和肿瘤坏死因子（TNF）-α 等促炎因子，刺激机体产生"急性期反应"。其特征是血液中一些蛋白质的浓度显著增高，如 C-反应蛋白（CRP）、血清淀粉样蛋白 A、结合球蛋白和纤维蛋白原。急性期反应有助于机体维持内环境稳态。具有抗炎作用的细胞因子，如脂联素、IL-4 和 IL-10 等，在 2 型糖尿病和抑郁症患者体内都是降低的[20,80]。

摄食过度和运动过少可导致肥胖。在肥胖状态下，脂肪细胞和脂肪组织中的巨噬细胞分泌促炎因子。这些细胞因子作用于脑部可导致行为改变，可表现出抑郁症状。HPA 轴和 SNS 可激活免疫反应，由此产生的细胞因子通过反馈作用又兴奋 HPA 轴和 SNS，从而导致皮质醇水平增加和内脏脂肪蓄积。

促炎因子的释放和急性期反应也与胰岛细胞凋亡、胰岛素分泌减少、胰岛素抵抗和 2 型糖尿病发病和心血管疾病预后不良有关[81-83]。血清唾液酸水平在急性期反应时上升，相比于血糖控制水平，其与心血管疾病死亡的相关性更强[84]。

急性期反应的致糖尿病效应已促使研究者将其作为新的干预靶点来改善血糖控制。最近的一项随机对照试验发现，重组 IL-1 受体拮抗剂（IL-1ra）——阿那白滞素——可有效降低糖化血红蛋白水平，相比于安慰剂对照组下降 0.5%，并且可有效降低 IL-6 和 CRP 水平[85-86]。已知生活方式干预也可以降低 2 型糖尿病发生风险，这可能部分是由于改变生活方式降低了非特异性炎症反应[87]。

越来越多的证据显示，急性期反应同样与抑郁症有关。心理应激也可导致促炎因子的释放，因为去甲肾上腺素和 CRP 可以刺激巨噬细胞释放 IL-6 和 TNF-α。近期的一项系统性综述总结了由横断面研究得出的不同人群的 CRP、IL-1、IL-1ra 和 IL-6 与抑郁症的关系，包括了普通人群、癌症患者人群、心脏病人群[88]。总体上，抑郁症状与 CRP（$d=0.15$）、IL-6（$d=0.25$）、IL-1（$d=0.35$）和 IL-1ra（$d=0.25$）呈弱至中等程度相关。相比于社区人群样本，在有临床抑郁症的样本，炎症因子水平与抑郁症状的相关性更强。应用临床访谈和单纯自我报告确定抑郁症的研究显示有更强的相关性。BMI 是一个重要的混杂因素，因为肥胖本身与细胞因子的改变相关，但在对其他混杂因素（如增龄、性别以及服用他汀类药物、抗抑郁药物和抗炎剂等）进行调整后，结果是不一致的。在少数对有冠状动脉疾病的患者的研究中，抑郁症状仅仅与 CRP 轻度相关（$d = 0.18$）和 IL-6（$d = 0.10$）。尚没有有关 IL-1 水平的研究。上述研究结果显示，不同的炎症因子与抑郁症的相关性不尽相同，因此，在研究中测定不同的炎症因子非常重要[89]。

两项设计完善的前瞻性研究发现，应激和童年的不幸经历与 CRP 水平增高相关[90-91]，提示生物、心理和社会因素共同对发病起到作用。一项前瞻性研究显示，在冠状动脉疾病患者，抑郁症状与炎症指标相关，而这些变量都与心脏预后不佳相关[92-93]。

一项在糖尿病患者中进行的横断面研究发现，相比于不伴有抑郁症的患者，伴有抑郁症的患者具有更高的 IL-6（两组的平均值分别为 1.1 pg/ml 和 1.3 pg/ml）、CRP（平均值分别为 1.7 mg/L 和 2.2 mg/L）[94]。该研究的局限性在于其是应用自我报告来确定抑郁症状的且仅检测了两种炎症因子。

目前尚缺少前瞻性研究来明确糖尿病患者伴发的抑郁症与炎症反应是否具有协同作用。这一点值得关注，因为最近研发的抗炎药物还可以改善代谢状态。而抗炎药物是否对情绪也有改善作用需要进行进一步研究[95]。

糖尿病-抑郁症关联的遗传学

重性抑郁障碍和 2 型糖尿病均具有遗传倾向和家族聚集性，这是遗传因素和环境因素复杂的相互作用的结果。同胞再现风险比是指相对于普通人群，患者的同胞的发生风险比值，当其大于 1 时提示家族聚集性。在欧洲人群中，2 型糖尿病的同胞再现风险比约为 3[96]，重性抑郁障碍也具有同样的高比值[97]。

近期的一项研究归纳了目前所有调节 HPA 轴功能、炎症和血清素通路的候选基因[98]。既往的众多研究集中探讨了两组基因的作用，其中一组为应激基因，即炎症基因，因为它们与冠状动脉疾病和糖尿病相关；另一组为血清素基因，因为它们与抑郁症相关。但最近这种趋势有所转变，更多的研究关注了炎症基因表达对抑郁症和相关应激障碍的影响。这种改变确实很有必要，近期的一项荟萃分析显示，在汇总分析中发现，最为熟知的抑郁症候选基因——5-羟色胺转运体基因（5-HTTLPR）的短臂等位基因的多态性，与抑郁症的发生风险增加并不相关[99]。这篇文章引发了众多的批评质疑，因为这个结论与既往颇被看好的观察报道不一致，即在冠状动脉疾病患者，携带短臂等位基因与 24 小时尿去甲肾上腺素排泌增加相关[100]，并且在抑郁症高危的青少年，携带该等位基因与其清晨高皮质醇水平也相关[56]。

最早发表的探讨抑郁症和冠状动脉疾病关系的双生子研究显示，相关遗传力为 0.42，提示近 1/5 的与抑郁症状和冠状动脉疾病相关的变量是由两者共同的遗传因素所致。瑞士的基于人群的双生子登记的研究显示，在一生中重性抑郁障碍和冠状动脉疾病只在一定程度上相关（约 30%）。在女性这种遗传相关性是微弱的，但可持续存在于整个生命历程；而在男性，只在年轻组显示具有强遗传相关性[101]。在另一项来自越战双生子登记的小样本男性双生子研究中，对没有冠状动脉疾病症状和重性抑郁障碍的双生子进行的分析显示，目前存在的抑郁症状（以 Beck 抑郁量表 II 评估）与 IL-6 和 CRP 相关，遗传模型显示，IL-6 与抑郁症状存在较弱的遗传相关性（$r(G) = 0.22$，$P = 0.046$），提示两者 66% 的协同变量可用共同的遗传学背景解释[102]。

如果糖尿病和冠状动脉疾病具有同样的生物学起源且在病程中具有相关的持续存在的代谢紊乱，那么在抑郁症-冠状动脉疾病关联中起到作用的炎症候选基因在抑郁症-糖尿病关联中同样发挥作用。在 2 型糖尿病研究领域，数十年的大量研究以及连锁研究和近期的候选基因筛选全基因组关联分析，已在一定程度上成功地确定大约 20 个疾病易感基因位点，尽管其对糖尿病发病仅发挥很小的影响[96]。

至今，很少有研究涉及直接探讨抑郁症-糖尿病关联，已经发表的研究得出的是阴性结果。一项对男性双生子进行的研究报道，流行病学调查中心应用抑郁症量表（CES-D）评估的抑郁症状与代谢危险因素（血压、BMI、腰臀比、血清甘油三酯水平、空腹血糖）相关，双生子结构模型显示，这种关联主要是环境因素而不是遗传因素在起作用[103]。

近年来被忽视的研究领域是多巴胺奖赏系统（dopamine reward system）的遗传基础。有研究显示，多巴胺奖赏系统可能与摄食过度行为模式以及为何某些人的饱腹感强于他人有关。肥胖人群纹状体多巴胺 D_2 受体下调，有些类似于在物质滥用和暴食症患者多巴胺奖赏系统出现缺陷[104]。暴食特质有家族聚集的倾向，并可能是肥胖的介导因素[105]。相比于普通人群，有暴食障碍的肥胖个体更多见物质滥用家族史，提示强迫性障碍反映了"奖赏缺陷综合征"，如药物依赖、赌博和肥胖等[106]，而"奖赏缺陷综合征"出现的部分原因可能是多巴胺 D_2 受体下调。

在过去的几年里，在基因-环境研究领域出现了一些新的研究方法和指南。大数据的获得增加了发现新的候选基因和进行复制性研究的能力。新涌现的基因分型技术如单核苷酸多态性为大规模研究基因变异提供了平台。人类基因组测序计划提高了人们对序列变异（如拷贝数变异）、低频率、多态性等的认识水平。目前已经可以进行常见基因变异的基因组关联分析，有关评估常见复杂性状的联合遗传风险，如对抑郁症和糖尿病的关系的研究方法等在不久的将来就可以应用于研究。虽然大多数抑郁症和糖尿病的遗传关联都可能仅为低度或弱相关，但鉴于抑郁症-糖尿病关联中的任何强度的联系都反映了严重不良预后的危险因素或某种亚群，因此，这种基因方面的评估对于临床诊疗仍非常重要。

糖尿病-抑郁症关联与出生体重

20世纪90年代出现了成年期疾病"胚胎起源"假说，这种假说认为，胚胎营养不良与今后发生冠状动脉疾病和相关的疾病的易感性增加相关，迄今已涌现出大量研究来验证这一相关性。关于糖尿病，近期的一项较为全面的系统性综述发现，在23个研究人群中，出生体重与糖尿病发病呈负相关，而另外8项研究则提示两者呈正相关[108]。在敏感性分析中，在去除了强正相关的研究后，对剩余的28项研究的汇总分析显示，在对年龄和性别调整后，糖尿病发病的比值比为每千克体重0.75（95%CI为0.70～0.81）。出生体重和2型糖尿病关联图形显示两者有很强的关联等级，尤其是在出生体重等于或小于3kg者。

将胚胎假说扩展应用于成人抑郁症尚缺乏肯定的证

据。最初的研究观察到，低出生体重可能会促使成年期抑郁症发病，但随后的少量研究都缺乏说服力[109]。1970年进行的英国队列研究规定参加者在 16 岁时完成 12 项一般健康问卷调查，26 岁时完成 Malaise 问卷和自我报告抑郁病史。在女性，相比于出生体重＞3.5 kg 者，出生时体重≤3 kg 者 26 岁时抑郁症的发生风险增加 30%（OR=1.3，95%CI 为 1.0～1.5）。然而，出生体重与成年期自我报告抑郁病史和 16 岁时的心理困扰并不相关。在男性，相比于出生体重＞2.5 kg 组，只有低出生体重（≤2.5 kg）者 16 岁时心理困扰和 26 岁时抑郁症的发生风险增加 60%[110]。一项南安普顿的女性调查研究（$n=$5 830）显示，出生体重与成年期抑郁症状（应用 12 项一般健康问卷调查评估）不相关[111]。

有一些在生命早期 HPA 轴和 SNS 可进行编程的证据，这被认为是很多应激相关障碍以及心血管疾病和代谢紊乱的介导机制[112]。

胎儿营养不良影响到成年期代谢编程和精神健康这种说法有其合理性。宫内环境影响应激反应表型假说尤其受到关注，因为它提供了抑郁症-糖尿病关联的可能的统一模型。然而，目前至少在人类它尚未得到证实。存在的主要方法学问题是：出生体重不是反映宫内环境的最佳指标。研究人员面临的另一挑战是：出生体重和 2型糖尿病发病可能是一个曲线相关关系（抑郁症可能也是类似情况）。无论是什么原因造成的低出生体重，如食物摄入受限或母亲患有抑郁症[113]，都可以导致机体编程为摄食过度。当随着肥胖的流行，母亲的体重更加超重，糖尿病的发病率逐年增高，这会导致更高体重儿出生的趋势，这也与糖尿病发生风险增加相关[114]。是否婴儿超重会导致抑郁症的发生风险也相应增加还需进行研究来明确。已有少数出生队列研究检测了或正在检测详细的生物学变量。由于这些研究均来自发达地区，因此其结果的普遍适用性受到限制。

糖尿病-抑郁症关联与童年的不幸经历

贯穿生命历程的流行病学研究可以为明确糖尿病和抑郁症共同的致病因素提供更多的线索。前瞻性生命历程研究聚焦于在孕期、儿童期、青春期、成年早期和成年后期的各种与慢性疾病发病相关的生理和社会因素的"长期"影响，因而更优于传统的流行病学研究。研究包括生物、行为和心理等通路在个体的成长过程中的影响以及跨代的变化对慢性疾病发病的影响[115]。已有各种旨在测量在生命过程中不同环境因素和经历对成年冠状动脉疾病发病的联合、聚积和/或相互作用的研究。还有一些新的研究方法正在被探索应用于共病研究，希望有助于阐明共病的病因和共同的作用通路。一项系统性综述发现，在生命过程中长期处于低下的社会经济地位对冠状动脉疾病发病有不良影响[116]，但其对糖尿病的影响还未进行研究[108,117-118]。

儿童时期受教育程度是抑郁症–糖尿病共病的重要危险因素，一项近期的巴尔地摩集水区流行病学研究的二级分析结果支持上述观点。这是一项开始于 1981 年的基于人群的队列研究，随访了 23 年。该研究应用结构式诊断访谈和自我报告是否患有糖尿病。研究者发现，相比于获得更高教育程度者，那些只完成高中学业的参加者的抑郁症和糖尿病发病具有更强的关联[119]。

生命过程流行病学研究有助于阐明在生命早期发生的事件相对于成年发生的事件更加重要，并且有助于分析生物学标志物在代谢性紊乱和心脏疾患中的作用。Dunedin 多学科健康和发展研究是一项出生队列研究，现在对参加者已经随访至 32 岁。该研究关注的是儿童期受虐待与成年后炎症反应之间的关系，该研究设计了包括在生命过程中的多种生物、心理和社会因素变量。研究显示，受虐待儿童在成年后 CRP 水平上升至具有临床相关意义的风险（指发生冠状动脉疾病风险）增加 80%，并且独立于早年共同出现的其他风险，如出生体重、青春期和成年期发生的其他应激、成年人体测量指标以及影响健康的行为（如吸烟）[94-95]。

目前还没有研究在同一个样本的生命过程中比较糖尿病和抑郁症发生的危险因素。抑郁症和糖尿病均是由于相似的危险因素在生命过程中积聚而导致发病，因此，值得进行共病的研究，并可能具有一定的表面效度。随着出生队列研究的逐渐成熟，例如，1946年医学研究委员会的出生队列和Avon亲子纵向研究，会有更多的可能性来明确危险因素如何影响健康轨迹以及对糖尿病-抑郁症关联的长期影响。

抗抑郁药物的作用

抗抑郁药物可能是有助于了解抑郁症-糖尿病关联的机制的重要途径。抗抑郁药物或者可能对糖尿病病程中的生物学进程有正面的直接作用，或者通过改善情绪从而促进与健康膳食和运动相关的行为而间接发挥作用。

主要基于非对照研究以及一些随机对照研究发现，单胺氧化酶抑制剂和三环类抗抑郁药物具有升高血糖的作用，这可能与其去甲肾上腺素的作用和/或服药对食欲的影响有关，而选择性5-羟色胺再摄取抑制剂如氟西汀和舍去林更容易导致厌食，改善胰岛素敏感性和降低血糖，可能是由于中枢血清素通路是重要的调节食物摄取和食物喜好的通路。

有部分证据显示，应用抗抑郁药物治疗确实可以改善代谢状态，尤其是胰岛素抵抗[35-37]，但也可能改善血糖控制和使体重减轻[121]。因此，最初研发的旨在抗抑郁治疗的西布曲明目前被广泛用作减肥药物就不足为奇了[122]。西布曲明也是 5-羟色胺和去甲肾上腺素再吸收抑制剂，通过抑制脑内 5-羟色胺和去甲肾上腺素再吸收而达到抑制食欲的作用。

美国糖尿病预防项目的研究结果[123]使抗抑郁药物的作用更加复杂。该研究发现，在基线时，大约 5.7% 的参加者自我报告正在服用抗抑郁药物，在对其他混杂因素进行调整后，相比于随机性安慰剂组和生活方式干预组，服用抗抑郁药的参加者糖尿病的发生风险增加 2～3 倍；而在随机分组的第 3 组——二甲双胍组，服用抗抑郁药物与发生糖尿病不相关。在观察性研究，包括随机对照试验中的二次巢式分析，例如，糖尿病预防项目，抗抑郁药对发生糖尿病的风险的影响是多样性的。首先，应用抗抑郁药进行判定就存在偏倚，尤其是仅靠参加者自我报告时；其次，服用抗抑郁药物治疗易与抑郁严重程度相混淆，因为症状严重的患者更易接受抗抑郁治疗，而严重程度本身可能又是对治疗无应答的最佳预测指标。因此，接受治疗的患者其抑郁症预后可能欠佳，尤其是初级保健系统很少遵照指南来进行药物治疗，或仅基于持续存在的症状而增加抗抑郁药物的治疗强度。

抗抑郁药物可以改善糖代谢的另一种可能机制是：其具有免疫调节作用，这已在动物模型和细胞培养中得到证实[124]。氯丙咪嗪和丙咪嗪被发现可降低促炎因子 TNF-α、IL-1-β 和 IL-6 水平，诱导淋巴细胞凋亡[125]。而艾司西酞普兰和西酞普兰可升高抗炎因子水平，如 IL-

10[124]。还有证据显示，氯丙咪嗪和丙咪嗪作用于小神经胶质细胞、星形胶质细胞和巨噬细胞，发挥中枢性抗炎作用[126]。一项小样本随机对照研究显示，帕罗西汀减毒干扰素-α可导致恶性黑色素瘤患者发生抑郁症[127]。

结语

近期关于抑郁症-糖尿病关联的病因学研究已证实有多种机制参与发病，并且各种机制通过共同通路互相关联。因此，在基因水平的代谢编程和早期营养（宫内和儿童期）状态、环境应激因素（童年的不幸经历和成年期社会经济地位低下）、致肥胖性现代生活方式可分别或共同导致 HPA 轴活性增强。慢性高皮质醇血症和 SNS 慢性激活可导致一系列病理生理过程，包括先天性细胞免疫反应、内脏脂肪蓄积、胰岛素抵抗，最终可导致 2 型糖尿病的发生。抑郁症通过几种途径参与糖尿病的发病：作为导致相同后果的环境因素（又称为环境应激因子）影响糖代谢；作为独立影响因素影响机体的营养状态和生活方式；作为应激相关障碍的一个表型而过度激活 HPA 轴和应激导致的炎症反应；作为糖尿病严重程度的标志物。总之，这些证据均指向抑郁症-糖尿病关联在某种程度上具有共同起源，某些个体更加易感（或被编程），可因应激调节通路出现过度激活而导致代谢调节障碍。

目前有关上述关联的证据均是微弱的，并且结论不一，但该领域的相关文献越来越多，在今后的十年也有可能会研发出新的床旁实验室生化标志物作为 2 型糖尿病伴发抑郁症的预测指标。鉴于抑郁症–糖尿病的流行以及不良预后，在糖尿病–抑郁症共病药物治疗领域开展研究，尤其是抗抑郁药物是否具有抗糖尿病作用以及尚未被发现的抗炎药物的可能新的作用等，扩展的前沿领域的研究的重要性不容忽视。

参考文献

[1] Ismail, K., Sloggett, A., and De Stavola, B. (2000) Do common mental disorders increase cigarette consumption? Results from 5 waves of a population based panel cohort. *Am. J. Epidemiol.*, **152**, 651–657.

[2] Sanchez-Villegas, A., Ara, I., Guillén-Grima, F. *et al.* (2008) Physical activity, sedentary index, and mental disorders in the SUN cohort study. *Med. Sci. Sports Exerc.*, **40**, 827–834.

[3] Kivimäki, M., Lawlor, D.A., Singh-Manoux, A. *et al.* (2009) Common mental disorder and obesity: insight from four repeat measures over 19 years: prospective Whitehall II cohort study. *BMJ*, **339**, 3765.

[4] Ciechanowski, P., Katon, W., and Russo, J. (2000) Depression and diabetes: impact of depressive symptoms on adherence, function, and costs. *Arch. Intern. Med.*, **160**, 3278–3285.

[5] Egede, L., Ellis, C., and Grubaugh, A. (2009) The effect of depression on self-care behaviors and quality of care in a national sample of adults with diabetes. *Gen. Hosp. Psychiatry*, **31**, 422–427.

[6] Katon, W., Von Korff, M., Ciechanowski, P. *et al.* (2004) Behavioral and clinical factors associated with depression among individuals with diabetes. *Diabetes Care*, **27**, 914–920.

[7] Katon, W., Russo, J., Heckbert, S. *et al.* (2010) The relationship between changes in depression symptoms and changes in health risk behaviors

in patients with diabetes. *Int. J. Geriatr. Psychiatry*, **25**, 466–475.

[8] Golden, S.H., Lazo, M., Carnethon, M. *et al.* (2008) Examining a bidirectional association between depressive symptoms and diabetes. *JAMA*, **299**, 2751–2759.

[9] Knol, M., Twisk, J., Beekman, A. *et al.* (2006) Depression as a risk factor for the onset of type 2 diabetes mellitus. A meta-analysis. *Diabetologia*, **49**, 837–845.

[10] Mezuk, B., Eaton, W., Albrecht, S., and Golden, S.H. (2008) Depression and type 2 diabetes over the lifespan. *Diabetes Care*, **31**, 2383–2390.

[11] Lustman, P., Anderson, R., Freedland, K. *et al.* (2000) Depression and poor glycaemic control. A meta-analytic review of the literature. *Diabetes Care*, **23**, 934–942.

[12] Kivimäki, M., Tabak, A., Batty, G. *et al.* (2009) Hyperglycemia, type 2 diabetes, and depressive symptoms: the British Whitehall II study. *Diabetes Care*, **32**, 1870–1872.

[13] Katon, W., Rutter, C., Simon, G. *et al.* (2005) The association of comorbid depression with mortality in patients with type 2 diabetes. *Diabetes Care*, **28**, 2668–2672.

[14] Nakahara, R., Yoshiuchi, K., Kumano, H. *et al.* (2006) Prospective study on influence of psychosocial factors on glycemic control in Japanese patients with type 2 diabetes. *Psychosomatics*, **47**, 240–246.

[15] Ismail, K., Winkley, K., Stahl, D. *et al.* (2007) A cohort study of people with diabetes and their first foot ulcer: the role of depression on mortality. *Diabetes Care*, **30**, 1473–1479.

[16] Fisher, L., Mullan, J., Arean, P. *et al.* (2010) Diabetes distress and not clinical depression or depressive symptoms is associated with glycemic control in both cross-sectional and longitudinal analyses. *Diabetes Care*, **33**, 23–28.

[17] Aikens, J.E., Perkins, D.W., Lipton, B., and Piette, J.D. (2009) Longitudinal analysis of depressive symptoms and glycemic control in type 2 diabetes. *Diabetes Care*, **32**, 1177–1181.

[18] Richardson, L.K., Egede, L.E., Mueller, M. *et al.* (2008) Longitudinal effects of depression on glycemic control in veterans with type 2 diabetes. *Gen. Hosp. Psychiatry*, **30**, 509–514.

[19] Petrak, F. and Herpertz, S. (2009) Treatment of depression in diabetes – an update. *Curr. Opin. Psychiatry*, **22**, 211–217.

[20] Pickup, J. (2004) Inflammation and activated innate immunity in the pathogenesis of type 2 diabetes. *Diabetes Care*, **27**, 813–823.

[21] Carney, R., Rich, M., Freedland, K. *et al.* (1988) Major depressive disorder predicts cardiac events in patients with coronary artery disease.

Psychosom. Med., **50**, 627–633.

[22] Frasure-Smith, N., Lesperance, F., and Talajic, M. (1993) Depression following myocardial infarction. Impact on 6-month survival. *JAMA*, **270**, 1819–1825.

[23] Nicholson, A., Kuper, H., and Hemingway, H. (2006) Depression as an aetiologic and prognostic factor in coronary heart disease: a meta-analysis of 6362 events among 146 538 participants in 54 observational studies. *Eur. Heart J.*, **27**, 2763–2774.

[24] Glassman, A.H., Bigger, J.T. Jr., and Gaffney, M. (2009) Psychiatric characteristics associated with long-term mortality among 361 patients having an acute coronary syndrome and major depression: seven-year follow-up of SADHART participants. *Arch. Gen. Psychiatry*, **66**, 1022–1029.

[25] Penninx, B., Beekman, A., Honig, A. *et al.* (2001) Depression and cardiac mortality: results from a community-based longitudinal study. *Arch. Gen. Psychiatry*, **58**, 221–227.

[26] Glassman, A.H., O'Connor, C.M., Califf, R.M. *et al.* (2002) Sertraline treatment of major depression in patients with acute MI or unstable angina. *JAMA*, **288**, 701–709.

[27] Writing Committee for the ENRICHD Investigators (2003) Effects of treating depression and low perceived social support on clinical events after myocardial infarction: the Enhancing Recovery in Coronary Heart Disease Patients (ENRICHD) randomized trial. *JAMA*, **289**, 3106–3116.

[28] Li, L. and Hölscher, C. (2007) Common pathological processes in Alzheimer's disease and type 2 diabetes: a review. *Brain Res. Rev.*, **56**, 384–402.

[29] Lawlor, D.A., Smith, G.D., and Ebrahim, S. (2003) Association of insulin resistance with depression: cross sectional findings from the British Women's Heart and Health study. *BMJ*, **327**, 1383–1384.

[30] Timonen, M., Laakso, M., Jokelainen, J. *et al.* (2005) Insulin resistance and depression: cross sectional study. *BMJ*, **330**, 17–18.

[31] Adriaanse, M., Dekker, J., Nijpels, G. *et al.* (2006) Associations between depressive symptoms and insulin resistance: the Hoorn study. *Diabetologia*, **49**, 2874–2877.

[32] Pan, A., Ye, X., Franco, O.H. *et al.* (2008) Insulin resistance and depressive symptoms in middle-aged and elderly Chinese: findings from the Nutrition and Health of Aging Population in China study. *J. Affect. Disord.*, **109**, 75–82.

[33] Timonen, M., Salmenkaita, I., Jokelainen, J. *et al.* (2007) Insulin resistance and depressive symptoms in young adult males: findings

from Finnish military conscripts. *Psychosom. Med.*, **69**, 723–728.

[34] Timonen, M., Rajala, U., Jokelainen, J. *et al.* (2006) Depressive symptoms and insulin resistance in young adult males: results from the Northern Finland 1966 Birth Cohort. *Mol. Psychiatry*, **11**, 929–933.

[35] Okamura, F., Tashiro, A., Utumi, A. *et al.* (2000) Insulin resistance in patients with depression and its changes during the clinical course of depression: minimal model analysis. *Metabolism*, **49**, 1255–1260.

[36] Weber-Hamann, B., Gilles, M., Lederbogen, F. *et al.* (2006) Improved insulin sensitivity in 80 nondiabetic patients with MDD after clinical remission in a double-blind, randomized trial of amitriptyline and paroxetine. *J. Clin. Psychiatry*, **67**, 1856–1861.

[37] Kauffman, R.P., Castracane, V.D., White, D.L. *et al.* (2005) Impact of the selective serotonin reuptake inhibitor citalopram on insulin sensitivity, leptin and basal cortisol secretion in depressed and non-depressed euglycemic women of reproductive age. *Gynecol. Endocrinol.*, **21**, 129–137.

[38] Everson-Rose, S.A., Meyer, P.M., Powell, L.H. *et al.* (2004) Depressive symptoms, insulin resistance, and risk of diabetes in women at midlife. *Diabetes Care*, **27**, 2856–2862.

[39] Lawlor, D., Yoav Ben-Shlomo, Y., Ebrahim, S. *et al.* (2005) Insulin resistance and depressive symptoms in middle aged men: findings from the Caerphilly prospective cohort study. *BMJ*, **330**, 705–706.

[40] Brotman, D., Golden, S., and Wittstein, I. (2007) The cardiovascular toll of stress. *Lancet*, **370**, 1089–1100.

[41] Anagnostis, P., Athyros, V.G., Tziomalos, K. *et al.* (2009) The pathogenetic role of cortisol in the metabolic syndrome: a hypothesis. *J. Clin. Endocrinol. Metab.*, **94**, 2692–2701.

[42] Bjorntorp, P. (1991) Visceral fat accumulation: the missing link between psychosocial factors and cardiovascular disease? *J. Intern. Med.*, **230**, 195–201.

[43] Bjorntorp, P. (1993) Visceral obesity: a 'civilisation syndrome'. *Obes. Res.*, **1**, 206–222.

[44] Pariante, C.M. and Miller, A.H. (2001) Glucocorticoid receptors in major depression: relevance to pathophysiology and treatment. *Biol. Psychiatry*, **49**, 391–404.

[45] Burke, H., Davis, M., Otte, C., and Mohr, D. (2005) Depression and cortisol responses to psychological stress: a meta-analysis. *Psychoneuroendocrinology*, **30**, 846–856.

[46] Shea, A., Walsh, C., MacMillan, H., and Steiner, M. (2005) Child maltreatment and HPA axis dysregulation: relationship to major depressive disorder and post traumatic stress disorder in females.

Psychoneuroendocrinology, **30**, 162–178.

[47] Belmaker, R.H. and Agam, G. (2008) Major depressive disorder. *N. Engl. J. Med.*, **358**, 55–68.

[48] Rush, A., Giles, D., Schlesser, M. *et al.* (1996) The dexamethasone suppression test in patients with mood disorders. *J. Clin. Psychiatry*, **57**, 470–484.

[49] Vreeburg, S.A., Hoogendijk, W.J.G., van Pelt, J. *et al.* (2009) Major depressive disorder and hypothalamic-pituitary-adrenal axis activity: results from a large cohort study. *Arch. Gen. Psychiatry*, **66**, 617–626.

[50] Fountoulakis, K., Gonda, X., Rihmer, Z. *et al.* (2008) Revisiting the dexamethasone suppression test in unipolar major depression: an exploratory study. *Ann. Gen. Psychiatry*, **7**, 22.

[51] Otte, C., Marmar, C.R., Pipkin, S.S. *et al.* (2004) Depression and 24-hour urinary cortisol in medical outpatients with coronary heart disease: the Heart and Soul study. *Biol. Psychiatry*, **56**, 241–247.

[52] Steptoe, A., O'Donnell, K., Badrick, E. *et al.* (2008) Neuroendocrine and inflammatory factors associated with positive affect in healthy men and women: the Whitehall II study. *Am. J. Epidemiol.*, **167**, 96–102.

[53] Larsson, C., Gullberg, B., Rastam, L., and Lindblad, U. (2009) Salivary cortisol differs with age and sex and shows inverse associations with WHR in Swedish women: a cross-sectional study. *BMC Endocr. Disord.*, **9**, 16.

[54] Bartels, M., Van den Berg, M., Sluyter, F. *et al.* (2003) Heritability of cortisol levels: review and simultaneous analysis of twin studies. *Psychoneuroendocrinology*, **28**, 121–137.

[55] Otte, C., Wüst, S., Zhao, S. *et al.* (2009) Glucocorticoid receptor gene and depression in patients with coronary heart disease: the Heart and Soul study – 2009 Curt Richter award winner. *Psychoneuroendocrinology*, **34**, 1574–1581.

[56] Goodyer, I.M., Bacon, A., Ban, M. *et al.* (2009) Serotonin transporter genotype, morning cortisol and subsequent depression in adolescents. *Br. J. Psychiatry*, **195**, 39–45.

[57] Matta, S.G., Fu, Y., Valentine, J.D., and Sharp, B.M. (1998) Response of the hypothalamo-pituitary-adrenal axis to nicotine. *Psychoneuroendocrinology*, **23**, 103–113.

[58] de Kloet, C., Vermetten, E., Geuze, E. *et al.* (2006) Assessment of HPA-axis function in posttraumatic stress disorder: pharmacological and non-pharmacological challenge tests, a review. *J. Psychiatr. Res.*, **40**, 550–567.

[59] Nater, U., Maloney, E., Boneva, R. *et al.* (2008) Attenuated morning

salivary cortisol concentrations in a population-based study of persons with chronic fatigue syndrome and well controls. *J. Clin. Endocrinol. Metab.*, **93**, 703–709.

[60] Mondelli, V., Dazzan, P., Hepgul, N. *et al.* (2010) Abnormal cortisol levels during the day and cortisol awakening response in first-episode psychosis: the role of stress and of antipsychotic treatment. *Schizophr. Res.*, **116**, 234–242.

[61] Ismail, K., Murray, R., Wheeler, M., and O'Keane, V. (1998) The dexamethasone suppression test in schizophrenia. *Psychol Med.*, **28**, 311–317.

[62] Heim, C., Newport, D.J., Heit, S. *et al.* (2000) Pituitary-adrenal and autonomic responses to stress in women after sexual and physical abuse in childhood. *JAMA*, **284**, 592–597.

[63] Heim, C., Nater, U.M., Maloney, E. *et al.* (2009) Childhood trauma and risk for chronic fatigue syndrome: association with neuroendocrine dysfunction. *Arch. Gen. Psychiatry*, **66**, 72–80.

[64] Harris, T., Borsanyi, S., Messari, S. *et al.* (2000) Morning cortisol as a risk factor for subsequent major depressive disorder in adult women. *Br. J. Psychiatry*, **177**, 505–510.

[65] Goodyer, I., Tamplin, A., Herbert, J., and Altham, P. (2000) Recent life events, cortisol, dehydroepiandrosterone and the onset of major depression in high-risk adolescents. *Br. J. Psychiatry*, **177**, 499–504.

[66] Zhao, W.-Q. and Townsend, M. (2009) Insulin resistance and amyloidogenesis as common molecular foundation for type 2 diabetes and Alzheimer's disease. *BBA-Mol. Basis Dis.*, **1792**, 482–496.

[67] Vogelzangs, N., Suthers, K., Ferrucci, L. *et al.* (2007) Hypercortisolemic depression is associated with the metabolic syndrome in late-life. *Psychoneuroendocrinology*, **32**, 151–159.

[68] Hudson, J.I., Hudson, M.S., Rothschild, A.J. *et al.* (1984) Abnormal results of dexamethasone suppression tests in nondepressed patients with diabetes mellitus. *Arch. Gen. Psychiatry*, **41**, 1086–1089.

[69] Carney, R.M., Freedland, K.E., and Veith, R.C. (2005) Depression, the autonomic nervous system, and coronary heart disease. *Psychosom. Med.*, **67**, S29–S33.

[70] Rottenberg, J. (2007) Cardiac vagal control in depression: a critical analysis. *Biol. Psychol.*, **74**, 200–211.

[71] Licht, C.M.M., de Geus, E.J.C., Zitman, F.G. *et al.* (2008) Association between major depressive disorder and heart rate variability in the Netherlands Study of Depression and Anxiety (NESDA). *Arch. Gen. Psychiatry*, **65**, 1358–1367.

[72] Ohira, T., Roux, A.V.D., Prineas, R.J. *et al.* (2008) Associations of

psychosocial factors with heart rate and its short-term variability: Multi-ethnic Study of Atherosclerosis. *Psychosom. Med.*, **70**, 141–146.

[73] Carney, R.M., Blumenthal, J.A., Stein, P.K. *et al.* (2001) Depression, heart rate variability, and acute myocardial infarction. *Circulation*, **104**, 2024–2028.

[74] Gehi, A., Mangano, D., Pipkin, S. *et al.* (2005) Depression and heart rate variability in patients with stable coronary heart disease: findings from the Heart and Soul study. *Arch. Gen. Psychiatry*, **62**, 661–666.

[75] Vinik, A.I., Maser, R.E., Mitchell, B.D., and Freeman, R. (2003) Diabetic autonomic neuropathy. *Diabetes Care*, **26**, 1553–1579.

[76] Talley, S.J., Bytzer, P., Hammer, J. *et al.* (2001) Psychological distress is linked to gastrointestinal symptoms in diabetes mellitus. *Am. J. Gastroenterol.*, **96**, 1033–1038.

[77] Ludman, E.J., Katon, W., Russo, J. *et al.* (2004) Depression and diabetes symptom burden. *Gen. Hosp. Psychiatry*, **26**, 430–436.

[78] Smith, R. (1991) The macrophage theory of depression. *Med. Hypotheses*, **36**, 178.

[79] Pickup, J. and Crook, M. (1998) Is type II diabetes a disease of the innate immune system? *Diabetologia*, **41**, 1241–1248.

[80] Fernández-Real, J.M. and Pickup, J.C. (2008) Innate immunity, insulin resistance and type 2 diabetes. *Trends Endocrinol. Metab.*, **19**, 10–16.

[81] Pradhan, A.D., Manson, J.E., Rifai, N. *et al.* (2001) C-reactive protein, interleukin 6, and risk of developing type 2 diabetes mellitus. *JAMA*, **286**, 327–334.

[82] Cesari, M., Penninx, B.W.J.H., Newman, A.B. *et al.* (2003) Inflammatory markers and onset of cardiovascular events: results from the Health ABC study. *Circulation*, **108**, 2317–2322.

[83] Li, S., Shin, H.J., Ding, E.L., and van Dam, R.M. (2009) Adiponectin levels and risk of type 2 diabetes: a systematic review and meta-analysis. *JAMA*, **302**, 179–188.

[84] Pickup, J. and Mattock, M. (2003) Activation of the innate immune system as a predictor of cardiovascular mortality in type 2 diabetes mellitus. *Diabet. Med.*, **20**, 723–726.

[85] Larsen, C.M., Faulenbach, M., Vaag, A. *et al.* (2007) Interleukin-1-receptor antagonist in type 2 diabetes mellitus. *N. Engl. J. Med.*, **356**, 1517–1526.

[86] Larsen, C.M., Faulenbach, M., Vaag, A. *et al.* (2009) Sustained effects of interleukin-1 receptor antagonist treatment in type 2 diabetes. *Diabetes Care*, **32**, 1663–1668.

[87] Herder, C., Peltonen, M., Koenig, W. *et al.* (2006) Systemic immune

mediators and lifestyle changes in the prevention of type 2 diabetes. *Diabetes*, **55**, 2340–2346.

[88] Howren, M.B., Lamkin, D.M., and Suls, J. (2009) Associations of depression with c-reactive protein, IL-1, and IL-6: a meta-analysis. *Psychosom. Med.*, **71**, 171–186.

[89] Ferketich, A.K., Ferguson, J.P., and Binkley, P.F. (2005) Depressive symptoms and inflammation among heart failure patients. *Am. Heart J.*, **150**, 132–136.

[90] Danese, A., Pariante, C.M., Caspi, A. *et al.* (2007) Childhood maltreatment predicts adult inflammation in a life-course study. *Proc. Natl. Acad. Sci. USA*, **104**, 1319–1324.

[91] Fuligni, A.J., Telzer, E.H., Bower, J. *et al.* (2009) A preliminary study of daily interpersonal stress and C-reactive protein levels among adolescents from Latin American and European backgrounds. *Psychosom. Med.*, **71**, 329–333.

[92] Davidson, K.W., Schwartz, J.E., Kirkland, S.A. *et al.* (2009) Relation of inflammation to depression and incident coronary heart disease (from the Canadian Nova Scotia Health Survey [NSHS95] prospective population study). *Am. J. Cardiol.*, **103**, 755–761.

[93] Vaccarino, V., Johnson, B., Sheps, D. *et al.* (2007) Depression, inflammation, and incident cardiovascular disease in women with suspected coronary ischemia: the National Heart, Lung, and Blood Institute-sponsored study. *J. Am. Coll. Cardiol.*, **50**, 2044–2050.

[94] Golden, S.H., Lee, H.B., Schreiner, P.J. *et al.* (2007) Depression and type 2 diabetes mellitus: the Multiethnic Study of Atherosclerosis. *Psychosom. Med.*, **69**, 529–536.

[95] Maes, M., Yirmiya, R., Noraberg, J. *et al.* (2009) The inflammatory & neurodegenerative (I & ND) hypothesis of depression: leads for future research and new drug developments in depression. *Metab. Brain Dis.*, **24**, 27–53.

[96] McCarthy, M. and Eleftheria Zeggini, E. (2009) Genome-wide association studies in type 2 diabetes. *Curr. Diabetes Rep.*, **9**, 164–171.

[97] Sullivan, P.F., Neale, M.C., and Kendler, K.S. (2000) Genetic epidemiology of major depression: review and meta-analysis. *Am. J. Psychiatry*, **157**, 1552–1562.

[98] McCaffery, J.M., Frasure-Smith, N., Dube, M.-P. *et al.* (2006) Common genetic vulnerability to depressive symptoms and coronary artery disease: a review and development of candidate genes related to inflammation and serotonin. *Psychosom. Med.*, **68**, 187–200.

[99] Risch, N., Herrell, R., Lehner, T. *et al.* (2009) Interaction between the serotonin transporter gene (5-HTTLPR), stressful life events, and risk

of depression: a meta-analysis. *JAMA*, **301**, 2462–2471.

[100] Otte, C., McCaffery, J., Ali, S., and Whooley, M.A. (2007) Association of a serotonin transporter polymorphism (5-HTTLPR) with depression, perceived stress, and norepinephrine in patients with coronary disease: the Heart and Soul study. *Am. J. Psychiatry*, **164**, 1379–1384.

[101] Kendler, K.S., Gardner, C.O., Fiske, A., and Gatz, M. (2009) Major depression and coronary artery disease in the Swedish twin registry: phenotypic, genetic, and environmental sources of comorbidity. *Arch. Gen. Psychiatry*, **66**, 857–863.

[102] Su, S., Miller, A.H., Snieder, H. *et al.* (2009) Common genetic con-tributions to depressive symptoms and inflammatory markers in middle-aged men: the Twins Heart Study. *Psychosom. Med.*, **71**, 152–158.

[103] McCaffery, J.M., Niaura, R., Todaro, J.F. *et al.* (2003) Depressive symptoms and metabolic risk in adult male twins enrolled in the National Heart, Lung, and Blood Institute Twin Study. *Psychosom. Med.*, **65**, 490–497.

[104] Wang, G.-J., Volkow, N., Logan, J. *et al.* (2001) Brain dopamine and obesity. *Lancet*, **357**, 354–357.

[105] Hudson, J.I., Lalonde, J.K., Berry, J.M. *et al.* (2006) Binge-eating disorder as a distinct familial phenotype in obese individuals. *Arch. Gen. Psychiatry*, **63**, 313–319.

[106] Yanovski, S., Nelson, J., Dubbert, B., and Spitzer, R. (1993) Association of binge eating disorder and psychiatric comorbidity in obese subjects. *Am. J. Psychiatry*, **150**, 1472–1479.

[107] Barker, D. (1995) Foetal origins of coronary heart disease. *BMJ*, **311**, 171–174.

[108] Whincup, P.H., Kaye, S.J., Owen, C.G. *et al.* (2008) Birth weight and risk of type 2 diabetes: a systematic review. *JAMA*, **300**, 2886–2897.

[109] Thompson, S., Auslander, W., and White, N. (2001) Comparison of single-mother and two-parent families on metabolic control of children with diabetes. *Diabetes Care*, **24**, 234–238.

[110] Gale, C. and Martyn, C. (2004) Birth weight and later risk of depression in a national birth cohort. *Br. J. Psychiatry*, **184**, 28–33.

[111] Inskip, H.M., Dunn, N., Godfrey, K.M. *et al.* (2008) Is birth weight associated with risk of depressive symptoms in young women? Evi-dence from the Southampton Women's survey. *Am. J. Epidemiol.*, **167**, 164–168.

[112] Kajantie, E., Eriksson, J., Osmond, C. *et al.* (2004) Size at birth, the metabolic syndrome and 24-h salivary cortisol profile. *Clin. Endocri-nol.*, **60**, 201–207.

[113] Yonkers, K.A., Wisner, K.L., Stewart, D.E. *et al.* (2009) The management of depression during pregnancy: a report from the American Psychiatric Association and the American College of Obstetricians and Gynecologists. *Gen. Hosp. Psychiatry*, **31**, 403–413.

[114] Kerényi, Z., Tamás, G., Kivimäki, M. *et al.* (2009) Maternal glycemia and risk of large-for-gestational-age babies in a population-based screening. *Diabetes Care*, **32**, 2200–2205.

[115] Ben-Shlomo, Y. and Kuh, D. (2002) A life course approach to chronic disease epidemiology: conceptual models, empirical challenges and interdisciplinary perspectives. *Int. J. Epidemiol.*, **31**, 285–293.

[116] Pollitt, R., Rose, K., and Kaufman, J. (2005) Evaluating the evidence for models of life course socioeconomic factors and cardiovascular outcomes: a systematic review. *BMC Public Health*, **5**, 7.

[117] Andersen, A.F., Carson, C., Watt, H.C. *et al.* (2008) Life-course socioeconomic position, area deprivation and type 2 diabetes: findings from the British Women's Heart and Health Study. *Diabet. Med.*, **25**, 1462–1468.

[118] Agardh, E., Ahlbom, A., Andersson, T. *et al.* (2007) Socio-economic position at three points in life in association with type 2 diabetes and impaired glucose tolerance in middle-aged Swedish men and women. *Int. J. Epidemiol.*, **36**, 84–92.

[119] Mezuk, B., Eaton, W.W., Golden, S.H., and Ding, Y. (2008) The influence of educational attainment on depression and risk of type 2 diabetes. *Am. J. Public Health*, **98**, 1480–1485.

[120] Lustman, P., Clouse, R., Nix, B. *et al.* (2006) Sertraline for prevention of depression recurrence in diabetes mellitus. A randomized, double-blind, placebo-controlled trial. *Arch. Gen. Psychiatry*, **63**, 521–529.

[121] Lustman, P.J., Williams, M.M., Sayuk, G.S. *et al.* (2007) Factors influencing glycemic control in type 2 diabetes during acute- and maintenance-phase treatment of major depressive disorder with bupropion. *Diabetes Care*, **30**, 459–466.

[122] Arterburn, D.E., Crane, P.K., and Veenstra, D.L. (2004) The efficacy and safety of sibutramine for weight loss: a systematic review. *Arch. Intern. Med.*, **164**, 994–1003.

[123] Rubin, R.R., Ma, Y., Marrero, D.G. *et al.* (2008) Elevated depression symptoms, antidepressant medicine use, and risk of developing diabetes during the Diabetes Prevention Program. *Diabetes Care*, **31**, 420–426.

[124] Maes, M., Song, C., Lin, A. *et al.* (1999) Negative immunoregulatory effects of antidepressants: inhibition of interferon-gamma and stimulation of interleukin-10 secretion. *Neuropsychopharmacology*, **20**, 370–379.

[125] Xia, Z., DePierre, J., and Nassberger, L. (1996) Tricyclic antidepressants inhibit IL-6, IL-1beta and TNF-alpha release in human blood monocytes and IL-2 and interferon-gamma in T cells. *Immunopharmacology*, **34**, 27–37.

[126] Hwang, J., Zheng, L.T., Ock, J. *et al.* (2008) Inhibition of glial inflammatory activation and neurotoxicity by tricyclic antidepressants. *Neuropharmacology*, **55**, 826–834.

[127] Musselman, D.L., Lawson, D.H., Gumnick, J.F. *et al.* (2001) Paroxetine for the prevention of depression induced by high-dose interferon alfa. *N. Engl. J. Med.*, **344**, 961–966.

第 3 章

糖尿病和抑郁症的医疗费用

Leonard E. Egede

李明子　译

糖尿病是一种慢性进展性疾病，其患病呈全球流行趋势。根据 2009 年出版的《国际糖尿病联盟（IDF）糖尿病图谱（第 4 版）》，2010 年，全球 20～79 岁人口的糖尿病患者达 2.85 亿，占世界总人口的 6.6%[1]。到 2030 年，这个患病人数将增加 50%，即全球将有约 4.38 亿人患糖尿病，占成年人口的 7.8%[1]。糖尿病在中年人口（40～59 岁）、女性和城市居民中的发病率更高[1]。

2010 年，在 20～79 岁的死亡人口中因糖尿病致死者约为 400 万[1]，占全球总死亡人口的 6.8%。高死亡率主要发生在一些人口大国，如印度、中国、美国和俄罗斯[1]。据统计资料显示，与男性相比，女性糖尿病患者的死亡率更高，在一些人群中，因糖尿病死亡人数占到女性总死亡人数的 1/4[1]。

在美国，2007 年的数据显示，2 360 万人（或全国总人口的 7.8%）患有糖尿病[2]；糖尿病在少数民族

（如西班牙裔、非裔、原住民）中的发病率更高[2]。2006年，糖尿病是美国居民的第七大死亡原因，是导致失明、肾衰竭和非创伤性下肢截肢的主要原因[2]。与未患糖尿病的成年人相比，患有糖尿病的成年人因心脏病而死亡的概率增加了 2～4 倍；脑卒中的概率也增加了 2～4 倍[2]。因此，糖尿病已成功一个患病率高、致残率高、死亡率高的全球性疾病。

同糖尿病一样，抑郁症也是一个高患病率、高致残率和高死亡率的全球性疾病。在任何特定的时点，全球约有 3.4 亿人患有抑郁症，其中美国有 1 800 万人患有抑郁症[3]。根据 WHO 统计，抑郁症是非致命性健康结局中最主要的负担，约占残障生存总年数的 12%[4]。2000 年度全球资料显示，女性抑郁障碍患者（4 930/10 万）多于男性（3 199/10 万）；抑郁障碍是女性疾病负担的第四大原因，是男性疾病负担的第七大原因[5]。

近年来的相关研究报道，重性抑郁障碍的终生患病率在美国为 16.2%[6]，在欧洲为 14%[7]。另一项研究调查了包括美洲、欧洲、中东、非洲和亚洲在内的 14 个国家的心境障碍的患病率，发现心境障碍持续 12 个月的患病率，尼日利亚为 0.8%，日本为 3.15%，黎巴嫩为 6.6%，哥伦比亚为 6.8%，荷兰为 6.9%，法国为 8.5%，乌克兰为 9.1%，美国为 9.6%[8]。然而，由于部分国家诊断抑郁工具的信度缺乏数据支持，对国际间研究结果的解释应谨慎。

研究显示，抑郁症是致病、致死和致残的主要原因之一[1]，会相继导致缺勤、工作效率降低或缺如和增加卫生保健资源的利用[10]。在女性中，重性抑郁障碍是导致伤残调整生命年（disability-adjusted life years，DALY）损失的第二大原因，在男性中是导致 DALY 损失的第十大原因[9]。

多项流行病学调查报道，抑郁症在成年糖尿病患者中的患病率较高[11,12]。Anderson 等[13]进行的一项大型荟萃分析显示，糖尿病患者重性抑郁障碍的患病率为 11%，具有临床意义的抑郁症状的患病率为 31%。但是，全球性数据显示，糖尿病患者中抑郁症的患病率依糖尿病的类型不同而不同，在发展中国家和发达国家中也不同。世界精神健康调查（the World Mental Health Survey）横跨了欧洲、美洲、中东、非洲、亚洲和南太平洋洲在内地的 17 个国家，在社区调查了心境障碍、焦虑症和酒精饮用障碍持续 12 个月的患病率[14]。相比于未患糖尿病的人群，糖尿病患者发生心境障碍和焦虑症的风险更高。在对年龄和性别调整后，抑郁症的比值比是 1.38（95%CI 为 1.14~1.66）。

2006 年，Li 等[15]对美国 18 岁以上成年人进行了一项全国性调查，结果显示，年龄调整后的抑郁症患病率为 8.3%（95%CI 为 7.3~9.3）；在美国 50 个州中抑郁症患病率最低为 2.0%，最高为 28.8%。研究者还对 2006 年美国全国调查的数据进行了第二次研究，分析了糖尿病人群中未诊断的抑郁症的患病率[16]。第二次研究发现，调整后和调整前的未诊断的抑郁症患病率分别为8.75％和9.2％[16]；居住在佐治亚州农村地区[17]和马里兰巴尔的摩东区社区门诊[18]的非裔美国人的抑郁症状增加。在一项样本量超过300例的跨国（美国、墨西哥）研究中，Mier等[19]发现，在南德克萨斯州的拉美裔糖尿病患者中抑郁症的患病率为39％，在北墨西哥东部为40.5％。

多项跨国研究统计结果显示，在糖尿病患者中抑郁症的发生情况相当一致，即糖尿病患者中抑郁症的患病率高。在孟加拉国农村地区的一项研究中，Asghar等[20]发现，在新诊断的糖尿病患者中，29％的男性和31％的女性有抑郁症状。Sotiropoulos等[21]在希腊的研究发现，33％的希腊2型糖尿病成年患者伴有抑郁症状。Zahid等[22]在巴基斯坦农村地区进行的研究发现，15％的糖尿病患者患有抑郁症。在巴林岛开展的一项研究[23]发现，2型糖尿病患者中伴有中度和重度抑郁症状的比例较高。在目前的跨国研究报道中，糖尿病成年患者中抑郁症发生率最高的国家是伊朗；研究显示，伊朗糖尿病患者中接近72％的患者患有抑郁症[24]。

Ali等[25]为了估计成年糖尿病患者中发生的具有临床意义的抑郁症状的患病率，进行了纳入了多项跨国研究的系统性回顾，发现无糖尿病的普通人群的抑郁症状患病率为9.8％，而2型糖尿病患者中抑郁症状的患病率为 17.6%。

糖尿病和抑郁症的医疗费用

糖尿病与医疗资源利用和费用的增加有关。2010年，根据全球性统计，用于糖尿病及其并发症的预防和治疗的费用达 3 760 亿美元[1]。到 2030 年，这个数字预计将超过 4 900 亿美元。据统计，2010 年，每名糖尿病成年患者的平均费用为 708 美元[1]。

糖尿病花费对中老年人的影响尤其较大。75% 以上的全球性糖尿病花费用在 50～80 岁的人群[1]。虽然全世界 70% 的糖尿病患者在发展中国家，但与发展中国家相比，发达国家和富裕国家的糖尿病花费相对较高。现有的研究估计，那些富裕国家有着不到 30% 的糖尿病人群，糖尿病花费却占全球花费的 80%，这提示预防和治疗糖尿病并发症的可利用资源的分布极其不均衡。

在美国，2007 年，用于糖尿病的总医疗费用为 1 740 亿美元，其中 1 160 亿美元为直接医疗费用，580 亿美元为间接医疗费用，如用于残疾、失业和早亡[2]。2007 年，糖尿病患者的平均医疗花费为非糖尿病患者的 2.3 倍[2]。

抑郁障碍增加了全球的经济负担。美国首项主要调查抑郁症花费的研究分析了 1990 年的相关数据，发现抑郁症每年的总花费为 437 亿美元[26]，其中约 28％（124亿美元）为直接医疗费用，17％（75 亿美元）的花费用于自杀导致的死亡，55％（238 亿美元）用于工作场所中抑郁症相关的费用（间接费用）[26]。在另一项研究中，Druss 等[27]发现，重性抑郁障碍增加的总医疗费用，达2 907 美元/人，抑郁症状增加的总医疗费用达 1 576 美元/人。他们还在美国的一个大公司中调查了抑郁症的总的卫生保健费用，发现该公司职员平均每人每年用于抑郁症治疗的费用为 5 415 美元，高于高血压的花费，且差异有统计学意义，与糖尿病和心脏病的花费相近[28]。

在另一项研究中，Druss 等[29]比较了美国 5 种慢性疾病的国家经济负担。1996 年的资料显示，抑郁和躁狂抑郁障碍的个人总医疗费用为 664 亿美元，比心脏病、糖尿病和哮喘的总费用高。Unutzer 等[30]调查了 14 902例患者参与的收费服务项目，以探讨抑郁症和患者 12 个月医疗费用的关系。调查发现，情绪低落的患者的医疗费用更高，且差异有统计学意义（20 046 美元对 11 956美元）。患者在各项检测项目中的花费基本一致较高，包括家庭健康保健、护理机构、门诊非心理健康保健、住院非心理健康保健、医生服务和耐用医疗设备花费。与美国的研究结果一致，中国台湾[31]和中国大陆[32]的研究也发现抑郁症与医疗费用呈正相关。

总之，现有研究表明，抑郁症会给个人和社会带来巨大的经济负担，与糖尿病带来的经济负担相当。

糖尿病合并抑郁症对致残、生产力和生活质量的影响

一些研究显示，糖尿病患者合并抑郁症会使其生理功能下降和生产力损失的概率增加。美国有关西班牙裔老年人的流行病学研究（the Hispanic Established Populations for Epidemiologic Studies of the Elderly，EPESE）显示，在美国墨西哥裔老年人中，糖尿病合并抑郁症会增加残疾的风险[33]。在该研究中，糖尿病合并抑郁症患者的致残概率增加了 4.1 倍，而单独患糖尿病或抑郁症的患者的致残概率分别增加了 1.7 倍和 1.3 倍。另一项研究分析了美国的具有代表性的 30 022 例成年人的数据，以探讨抑郁症对成年糖尿病患者的功能残疾的影响[34]。在该研究中，成年患者的功能残疾的比值比在重性抑郁障碍为 3.00（95%CI 为 2.62～3.42），在糖尿病为 2.42（95%CI 为 2.10～2.79），在糖尿病合并抑郁症为 7.15（95%CI 为 4.53～11.28）。一项研究评估了重性抑郁障碍对成年糖尿病患者的生产力损失的影响显示[35]，糖尿病合并抑郁症患者由于伤残，缺勤的天数、卧床休息的天数更多，其任何一年缺勤超过 7 天的可能性也更大。

一项纳入了 3010 例澳洲成年人的研究发现，与单独

的糖尿病或抑郁症患者相比，糖尿病合并抑郁症患者在SF-36（Short Form）量表的生理和心理健康方面的评分显著降低[36]。一项调查了 12 643 例匈牙利成年人的研究还发现，与糖尿病患者相比，糖尿病合并抑郁症患者生病卧床时间延长（≥20 天）（OR 为 2.6，95％CI 为 1.69~3.88）、住院时时间延长（≥18 天）（OR 为 2.1，95％CI 为 1.27~3.45）、多次住院（OR 为 2.8，95％CI 为 1.13~2.82）的概率显著增加[37]。

糖尿病合并抑郁症的医疗费用

多项研究显出，糖尿病合并抑郁症会增加医疗利用和医疗费用。Ciechanowski 等[38]分析了 367 例糖尿病患者发现，合并抑郁症的患者的医疗费用是未合并抑郁症患者的 2 倍（未经调整的 6 个月的医疗总费用为 3 654 美元对 2 094 美元）。在另一项纳入了 825 例糖尿病患者的研究中，Egede 等[39]通过评估美国人群的加权医疗费用发现，抑郁症人群的医疗费用是非抑郁症人群的 4.5 倍（2.47 亿美元对 0.55 亿美元）。本书对该研究中的数据进行了再次分析，将人群按合并抑郁症与否分类，比较了利用不同医疗资源的百分比（图 3.1），以及不同花费种类的平均费用（图 3.2），为明确抑郁症对 2 型糖尿病成年患者的医疗资源利用和费用的影响提供了一个更为形象的展示。

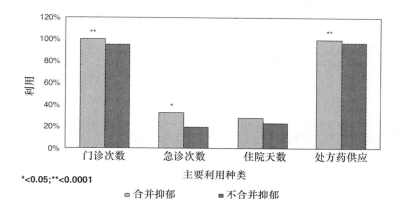

*<0.05;**<0.0001

图 3.1 合并或不合并抑郁症的糖尿病患者医疗资源利用方式（美国，1996 年）

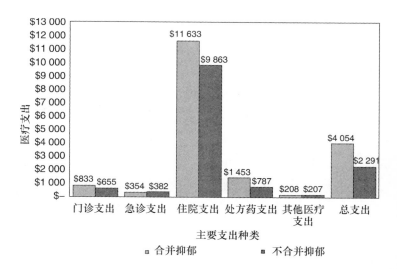

图 3.2 合并或不合并抑郁症的糖尿病患者的平均支出比较（美国，1996 年）

Finkelstein 等[40]分析了糖尿病老年患者的医疗保险索赔数据，发现合并抑郁症的糖尿病患者的医疗费用是不合并抑郁症患者的 2 倍（25 360 美元对 10 258 美元）。Gilmer 等[41]利用这些索赔数据计算了 1 694 例糖尿病成年患者 3 年的医疗费用，显示合并抑郁症的患者的标化费用显著高于不合并抑郁症患者的费用（31 967 美元对 21 609 美元）。

在一项纳入了 55 972 例成年糖尿病患者的研究中，Le 等[42]发现，相比于糖尿病患者的糖尿病相关医疗费用（1 297 美元），合并抑郁症的糖尿病患者的糖尿病相关医疗费用（3 264 美元）更高。他们还发现，与未合并抑郁症患者的总医疗费用（4 819 美元）相比，合并抑郁症的患者的费用（19 298 美元）更高。Kalsekar 等[43]评估了 1998—2001 年参加医疗补助计划的 4 294 例 2 型糖尿病成年患者的医疗资源利用种类和费用情况，发现合并抑郁症的患者的门诊就医次数、急诊就医次数、住院天数以及处方供应次数都更多，其医疗费用比未合并抑郁症的患者高 65%。Nichols 等[44]发现，虽然调整后仅罹患抑郁症并未增加医疗资源的利用，但与未合并抑郁症的患者相比，糖尿病合并轻度抑郁症的患者的门诊就医和处方使用次数更多。Simon 等[45]调查了参加保健组织的超过 4 000 例糖尿病合并抑郁症患者的医疗费用情况，对于各种糖尿病并发症，重性抑郁障碍会增加 50%～100% 的医疗费用。这些研究证实，合并抑郁症会增加糖尿病患者的医疗费用。

为了采集最新的糖尿病合并抑郁症患者的医疗费用的全国数据，2006 年，美国对全国成年患者进行了抽样调查（the Medical Expenditure Panel Survey，MEPS）。该调查由医疗保健研究与质量局（the Agency for Healthcare Research and Quality，AHRQ）和国家卫生统计中心共同资助，为评估美国居民对非医疗机构的医疗利用和费用情况提供了权威数据。2006 年的数据包含 32 577 名符合入选标准者[46-47]，调查包括家庭部分和保险部分两大方面。家庭部分由被调查者本人及其家人提供，并由其医疗服务提供者进行补充。医疗保险部分收集这个家庭的每个人的具体信息，包括人口学特征、卫生条件、健康状况、医疗资源利用、费用和费用来源、医疗服务的获取、医疗服务的满意度、医疗保险的覆盖、收入和工作[46-47]。

在此分析中，调查者被分为四组：即无糖尿病和抑郁症组，单纯糖尿病组，单纯抑郁症组，糖尿病合并抑郁症组。糖尿病诊断基于患者的自我陈述，抑郁症诊断基于 2006 年 MEPS 中 2 项抑郁症筛查的阳性得分[46-47]。采用 SUDAAN 统计软件对相关数据进行统计分析，计算各组的医疗利用和费用的均值[48]，比较单纯糖尿病组与糖尿病合并抑郁症组医疗利用和费用增加情况，并确定 P 值。研究结果显示，糖尿病合并抑郁症组的患者在调查的几乎所有方面，其医疗利用和费用均显著增加（表 3.1）。

表 3.1 按糖尿病和抑郁症分组的各组的平均医疗利用和费用，美国，2006 年

	无糖尿病和抑郁症组 n=16 587	单纯糖尿病组 n=1 545	单纯抑郁组 n=1 779	糖尿病合并抑郁症 n=395
医疗利用				
总牙科就诊次数	1.04 (1.00, 1.08)	1.09 (0.98, 1.21)	0.83 (0.73, 0.93)	0.78[a] (0.59, 0.98)
总急诊室就诊次数	0.17 (0.16, 0.18)	0.26 (0.23, 0.30)	0.38 (0.33, 0.43)	0.71[a] (0.55, 0.87)
总住院天数	0.09 (0.08, 0.10)	0.23 (0.20, 0.26)	0.21 (0.17, 0.24)	0.41[a] (0.31, 0.52)
总门诊就诊次数	5.19 (4.99, 5.39)	10.97 (10.05, 11.89)	8.67 (7.87, 9.47)	15.79[a] (13.54, 18.04)
总医院就诊次数	0.43 (0.39, 0.47)	1.38 (0.88, 1.87)	1.10 (0.84, 1.35)	2.09 (1.20, 2.98)
医疗支出				
总急诊室机构支出	100.94 (91.26, 110.62)	190.35 (138.75, 241.95)	209.99 (142.09, 277.90)	374.25[a] (222.98, 525.51)
总急诊室 SBD 支出	23.25 (20.59, 25.90)	40.41 (30.79, 50.04)	44.05 (30.41, 57.69)	74.69[a] (51.25, 98.12)
总住院机构支出	753.99 (659.63, 848.35)	2 387.50 (1 865.24, 2 909.76)	1 575.18 (1 198.89, 1 951.46)	4 208.29[a] (2 898.61, 5 517.97)

总住院 SBD 支出	135.65 (121.85, 149.44)	327.81 (256.33, 399.29)	259.93 (195.10, 324.75)	555.14[a] (365.79, 744.49)
总门诊就诊支出	855.13 (806.22, 904.04)	1 998.64 (1 772.42, 2 224.85)	1 457.10 (1 191.72, 1 722.48)	2 675.11[a] (2 060.79, 3 289.43)
总医院就诊支出	254.23 (224.54, 283.91)	631.30 (494.35, 768.26)	486.37 (344.43, 628.30)	819.48 (530.66, 1 108.30)
总健康之家机构支出	71.17 (52.49, 89.85)	439.49 (188.49, 690.49)	230.82 (155.18, 306.45)	1 135.06[a] (612.99, 1 657.13)
总处方药支出	690.83 (627.12, 754.54)	3 006.03 (2 767.49, 3 244.57)	1 515.55 (1 379.32, 1 651.78)	4 008.99[a] (3 540.05, 4 477.93)
总支出				
总健康保健支出	3 297.80 (3 138.66, 3 456.93)	9 582.14 (8 726.93, 10 437.35)	6 263.41 (5 629.98, 6 896.85)	14 530.99[a] (12 231.88, 16 830.10)

SBD: 额外收费的就医 (separately billing doctor)。SBD 支出通常是指住院期间由放射科、麻醉科和病理科医生提供的服务，这些花费住在住院不包括在医院费用中

[a] 糖尿病合并抑郁与仅患糖尿病的比较的显著性 P 值 (P<0.05)

糖尿病合并抑郁症的治疗费用

关于糖尿病合并抑郁症患者的治疗经济学研究已颇具成效。一个亚组分析对来自 IMPACT（the Improving Mood-Promoting Access to Collaborative）的 418 例糖尿病患者进行了随机对照试验，结果显示，对抑郁症的干预使患者在 24 个月内获得了 115 天或更多的"无抑郁日"，每一生活质量调整生命年的边际成本为 198～397 美元，边际净收益为 1 129 美元[49]。在另一项探讨糖尿病患者中抑郁症治疗的成本效果研究中，Simon 等[50]认为，系统的抑郁症治疗可以显著增加"无抑郁日"的天数，从健康计划的角度可以带来经济效益。接受了系统的抑郁症治疗的患者的累计"无抑郁日"可达 61 天（95％CI 为 11～82 天），用于门诊服务的费用平均减少了 314 美元。如将一个"无抑郁日"估值为 10 美元，则治疗一名患者的净经济效益为 952 美元。

在路径（Pathways）抑郁干预项目中，Katon 等[51]发现，对抑郁症干预改善了患者的结局，相比于常规治疗组，干预组患者的 5 年的平均费用减少了 3 907 美元。

总之，现有研究显示，针对糖尿病患者的抑郁症的治疗是有效的、经济的，可以改善总体的糖尿病结局。

未来的研究方向

基于上述的文献回顾，毋庸置疑，糖尿病合并抑郁症会增加糖尿病成年患者的医疗费用和医疗资源的利用。但是，目前对三个方面的问题的回答仍不够充分。

第一，抑郁症对医疗费用和资源利用的影响在 1 型和 2 型糖尿病患者中有区别吗？本章中大部分研究没有区分 1 型和 2 型糖尿病，因此，很难判断 1 型糖尿病合并抑郁症的患者的经济负担是怎样的。将来的研究需要纳入足够样本的 1 型和 2 型糖尿病患者并采用同样的方法学以便进行直接的比较。

第二，哪些是增加糖尿病合并抑郁症患者医疗费用和资源利用的独立预测因素？多项研究显示，在糖尿病患者中，合并有 2 个或以上慢性疾病者抑郁症的患病率更高[12]，且与治疗不依从[52]、服药不依从[53]、并发症增多[54]和护理质量下降[55]有关。但是，却很少有研究试图明确这些因素是如何增加医疗费用和资源利用的，直接对这些因素进行干预是否可以减少医疗费用和/或改变资源利用方式。Garrison 等[56]发现，内化性障碍可以使 13～18 岁的青少年糖尿病患者的再住院率增加 1.8 倍。但是，在 5～12 岁的儿童不具有统计学意义。未来的研究最好采用纵向设计来探讨 1 型和 2 型糖尿病患者的医疗费用和资源利用增加的独立预测因素。

第三，什么是糖尿病和糖尿病合并抑郁症的全部疾病费用？目前尚无研究评估糖尿病和糖尿病合并抑郁的直接和间接费用。由于疾病直接费用的研究通常低估了疾病真实的经济负担，因此，需要综合性的研究来评估糖尿病和糖尿病合并抑郁症的直接和间接（例如，残疾、失业和早亡）医疗费用。现有的多项独立研究已有足够的数据，可为糖尿病合并抑郁症的总的经济负担提供有效的假设和可靠的估计。这类在当前医疗片段化、碎片化的时代有助于政策制定者进行资源配置的研究显得尤为迫切。

参考文献

[1] International Diabetes Federation (2009) Diabetes Atlas, 4th edn, www.diabetesatlas.org.
[2] National Institute of Diabetes and Digestive and Kidney Diseases (2008) National Diabetes Statistics, 2007 Fact Sheet. US Department of Health and Human Services, National Institutes of Health, Bethesda.
[3] Greden, J.F. (2003) Physical symptoms of depression: unmet needs. *J. Clin. Psychiatry*, **64** (Suppl. 7), 5–11.
[4] World Health Organization (2005) Revised global burden of disease (GBD) 2002 estimates, www.who.int.
[5] Ustun, T.B., Ayuso-Mateos, J.L., Chatterji, S. *et al.* (2004) Global burden of depressive disorders in the year 2000. *Br. J. Psychiatry*, **184**, 386–392.
[6] Kessler, R.C., Berglund, P., Demler, O. *et al.* (2003) The epidemiology of major depressive disorder: results from the National Comorbidity Survey Replication (NCS-R). *JAMA*, **289**, 3095–3105.

[7] Alonso, J., Angermeyer, M.C., Bernert, S. *et al.* (2004) Prevalence of mental disorders in Europe: results from the European Study of the Epidemiology of Mental Disorders (ESEMeD) project. *Acta Psychiatr. Scand.*, **109** (Suppl. 420), 21–27.

[8] Demyttenaere, K., Bruffaerts, R., Posada-Villa, J. *et al.* (2004) Prevalence, severity, and unmet need for treatment of mental disorders in the World Health Organization World Mental Health Surveys. *JAMA*, **291**, 2581–2590.

[9] Michaud, C.M., Murray, C.J., and Bloom, B.R. (2001) Burden of disease – implications for future research. *JAMA*, **285**, 535–539.

[10] US Department of Health and Human Services (1999) Mental health: a report of the Surgeon General. US Department of Health and Human Services, Rockville.

[11] Egede, L.E. and Zheng, D. (2003) Independent factors associated with major depressive disorder in a national sample of individuals with diabetes. *Diabetes Care*, **26**, 104–111.

[12] Egede, L.E. (2005) Effect of comorbid chronic diseases on prevalence and odds of depression in adults with diabetes. *Psychosom. Med.*, **67**, 46–51.

[13] Anderson, R.J., Freedland, K.E., Clouse, R.E., and Lustman, P.J. (2001) The prevalence of comorbid depression in adults with diabetes: a meta-analysis. *Diabetes Care*, **24**, 1069–1078.

[14] Lin, E.H., Korff, M.V., Alonso, J. *et al.* (2008) Mental disorders among persons with diabetes – results from the World Mental Health Surveys. *J. Psychosom. Res.*, **65**, 571–580.

[15] Li, C., Ford, E.S., Strine, T.W. *et al.* (2008) Prevalence of depression among U.S. adults with diabetes: findings from the 2006 behavioral risk factor surveillance system. *Diabetes Care*, **31**, 105–107.

[16] Li, C., Ford, E.S., Zhao, G. *et al.* (2009) Prevalence and correlates of undiagnosed depression among U.S. adults with diabetes: the Behavioral Risk Factor Surveillance System 2006. *Diabetes Res. Clin. Pract.*, **83**, 268–279.

[17] Kogan, S.M., Brody, G.H., Crawley, C. *et al.* (2007) Correlates of elevated depressive symptoms among rural African American adults with type 2 diabetes. *Ethn. Dis.*, **17**, 106–112.

[18] Gary, T.L., Crum, R.M., Cooper-Patrick, L. *et al.* (2000) Depressive symptoms and metabolic control in African-Americans with type 2 diabetes. *Diabetes Care*, **23**, 23–29.

[19] Mier, N., Bocanegra-Alonso, A., Zhan, D. *et al.* (2008) Clinical depressive symptoms and diabetes in a binational border population. *J. Am. Board Fam. Med.*, **21**, 223–233.

[20] Asghar, S., Hussain, A., Ali, S.M. *et al.* (2007) Prevalence of depression and diabetes: a population-based study from rural Bangladesh. *Diabet. Med.*, **24**, 872–877.

[21] Sotiropoulos, A., Papazafiropoulou, A., Apostolou, O. *et al.* (2008) Prevalence of depressive symptoms among non insulin treated Greek type 2 diabetic subjects. *BMC Res. Notes*, **1**, 101.

[22] Zahid, N., Asghar, S., Claussen, B., and Hussain, A. (2008) Depression and diabetes in a rural community in Pakistan. *Diabetes Res. Clin. Pract.*, **79**, 124–127.

[23] Almawi, W., Tamim, H., Al-Sayed, N. *et al.* (2008) Association of comorbid depression, anxiety, and stress disorders with Type 2 diabetes in Bahrain, a country with a very high prevalence of Type 2 diabetes. *J. Endocrinol. Invest.*, **31**, 1020–1024.

[24] Khamseh, M.E., Baradaran, H.R., and Rajabali, H. (2007) Depression and diabetes in Iranian patients: a comparative study. *Int. J. Psychiatry Med.*, **37**, 81–86.

[25] Ali, S., Stone, M.A., Peters, J.L. *et al.* (2006) The prevalence of co-morbid depression in adults with Type 2 diabetes: a systematic review and meta-analysis. *Diabet. Med.*, **23**, 1165–1173.

[26] Greenberg, P.E., Stiglin, L.E., Finkelstein, S.N., and Berndt, E.R. (1993) The economic burden of depression in 1990. *J. Clin. Psychiatry*, **54**, 405–418.

[27] Druss, B.G. and Rosenheck, R.A. (1999) Patterns of health care costs associated with depression and substance abuse in a national sample. *Psychiatr. Serv.*, **50**, 214–218.

[28] Druss, B.G., Rosenheck, R.A., and Sledge, W.H. (2000) Health and disability costs of depressive illness in a major U.S. corporation. *Am. J. Psychiatry*, **157**, 1274–1278.

[29] Druss, B.G., Marcus, S.C., Olfson, M. *et al.* (2001) Comparing the national economic burden of five chronic conditions. *Health Aff.*, **20**, 233–241.

[30] Chan, A.L., Yang, T.C., Chen, J.X. *et al.* (2006) Cost of depression of adults in Taiwan. *Int. J. Psychiatry Med.*, **36**, 131–135.

[31] Hu, T.W., He, Y., Zhang, M., and Chen, N. (2007) Economic costs of depression in China. *Soc. Psychiatry Psychiatr. Epidemiol.*, **42**, 110–116.

[32] Unutzer, J., Schoenbaum, M., Katon, W.J. *et al.* (2009) Healthcare costs associated with depression in medically ill fee-for-service Medicare participants. *J. Am. Geriatr. Soc.*, **57**, 506–510.

[33] Black, S.A., Markides, K.S., and Ray, L.A. (2003) Depression predicts increased incidence of adverse health outcomes in older Mexican Americans with type 2 diabetes. *Diabetes Care*, **26**, 2822–2828.

[34] Egede, L.E. (2004) Diabetes, major depression, and functional disability among U.S. adults. *Diabetes Care*, **27**, 421–428.

[35] Egede, L.E. (2004) Effects of depression on work loss and disability bed days in individuals with diabetes. *Diabetes Care*, **27**, 1751–1753.

[36] Goldney, R.D., Phillips, P.J., Fisher, L.J., and Wilson, D.H. (2004) Diabetes, depression, and quality of life: a population study. *Diabetes Care*, **27**, 1066–1070.

[37] Vamos, E.P., Mucsi, I., Keszei, A. *et al.* (2009) Comorbid depression is associated with increased healthcare utilization and lost productivity in persons with diabetes: a large nationally representative Hungarian population survey. *Psychosom. Med.*, **71**, 501–507.

[38] Ciechanowski, P.S., Katon, W.J., and Russo, J.E. (2000) Depression and diabetes: impact of depressive symptoms on adherence, function, and costs. *Arch. Intern. Med.*, **160**, 3278–3285.

[39] Egede, L.E., Zheng, D., and Simpson, K. (2002) Comorbid depression is associated with increased health care use and expenditures in individuals with diabetes. *Diabetes Care*, **25**, 464–470.

[40] Finkelstein, E.A., Bray, J.W., Chen, H. *et al.* (2003) Prevalence and costs of major depression among elderly claimants with diabetes. *Diabetes Care*, **26**, 415–420.

[41] Gilmer, T.P., O'Connor, P.J., Rush, W.A. *et al.* (2005) Predictors of health care costs in adults with diabetes. *Diabetes Care*, **28**, 59–64.

[42] Le, T.K., Able, S.L., and Lage, M.J. (2006) Resource use among patients with diabetes, diabetic neuropathy, or diabetes with depression. *Cost Eff. Resour. Alloc.*, **4**, 18.

[43] Kalsekar, I.D., Madhavan, S.M., Amonkar, M.M. *et al.* (2006) The effect of depression on health care utilization and costs in patients with type 2 diabetes. *Manag. Care Interface*, **19**, 39–46.

[44] Nichols, L., Barton, P.L., Glazner, J., and McCollum, M. (2007) Diabetes, minor depression and health care utilization and expenditures: a retrospective database study. *Cost Eff. Resour. Alloc.*, **5**, 4.

[45] Simon, G.E., Katon, W.J., Lin, E.H. *et al.* (2005) Diabetes complications and depression as predictors of health service costs. *Gen. Hosp. Psychiatry*, **27**, 344–351.

[46] Agency for Healthcare Research and Quality (2008) The Medical Expenditure Panel Survey. 2006 Full Year Consolidated Data File (Documentation). Agency for Healthcare Research and Quality, Rockville.

[47] Agency for Healthcare Research and Quality (2008) The Medical Expenditure Panel Survey. 2006 Full Year Consolidated Data File (Code Book). Agency for Healthcare Research and Quality, Rockville.

[48] Research Triangle Institute (2001) Software for Statistical Analysis of Correlated Data (SUDAAN), Release 9.0.1. Research Triangle Institute, Research Triangle Park.

[49] Katon, W., Unutzer, J., Fan, M.Y. *et al.* (2006) Cost-effectiveness and net benefit of enhanced treatment of depression for older adults with diabetes and depression. *Diabetes Care*, **29**, 265–270.

[50] Simon, G.E., Katon, W.J., Lin, E.H. *et al.* (2007) Cost-effectiveness of systematic depression treatment among people with diabetes mellitus. *Arch. Gen. Psychiatry*, **64**, 65–72.

[51] Katon, W.J., Russo, J.E., Von Korff, M. *et al.* (2008) Long-term effects on medical costs of improving depression outcomes in patients with depression and diabetes. *Diabetes Care*, **31**, 1155–1159.

[52] Gonzalez, J.S., Peyrot, M., McCarl, L.A. *et al.* (2008) Depression and diabetes treatment nonadherence: a meta-analysis. *Diabetes Care*, **31**, 2398–2403.

[53] DiMatteo, M.R., Lepper, H.S., and Croghan, T.W. (2000) Depression is a risk factor for noncompliance with medical treatment: meta-analysis of the effects of anxiety and depression on patient adherence. *Arch. Intern. Med.*, **160**, 2101–2107.

[54] de Groot, M., Anderson, R., Freedland, K.E. *et al.* (2001) Association of depression and diabetes complications: a meta-analysis. *Psychosom. Med.*, **63**, 619–630.

[55] Egede, L.E., Ellis, C., and Grubaugh, A.L. (2009) The effect of depression on self-care behaviors and quality of care in a national sample of adults with diabetes. *Gen. Hosp. Psychiatry*, **31**, 422–427.

[56] Garrison, M.M., Katon, W.J., and Richardson, L.P. (2005) The impact of psychiatric comorbidities on readmissions for diabetes in youth. *Diabetes Care*, **28**, 2150–2154.

第 4 章

糖尿病患者的抑郁症的治疗：疗效、成效、维持和服务模式创新

Wayne Katon，Christina van der Feltz-Cornelis

李明子　译

　　有两篇系统性综述发现，糖尿病患者重性抑郁障碍的患病率为 12% ～ 17%[1-2]。该患病率是对照组的 2 倍[1-2]。与单纯患糖尿病的患者相比，糖尿病合并抑郁症患者等临床症状更多[3]，生理功能和生活质量下降更明显[4]，医疗费用更高[5]，自我管理（即对饮食、运动、戒烟建议和用药的依从性）更差[6]，血糖控制更差[7]，心血管疾病危险因素更多[8]，发生大血管和微血管并发症以及死亡的风险更高[9-11]。

　　糖尿病患者的抑郁症多呈慢性表现或反复发作。一项纳入了 4 800 余例健康维持组织（health mainte-nance organization，HMO）的糖尿病患者的大型研究显示，近 70% 的糖尿病合并抑郁症患者（PHQ-9 得分 ≥ 10 分）经历了 2 年或 2 年以上的情感症状[12]。在同一健康维持组织中未合并糖尿病的混龄抑郁症患者中，

仅约 20％的患者表示经历了 2 年或 2 年以上的情感症状[13]。抑郁症持续时间延长的部分原因与年龄相关，糖尿病患者往往年纪较大。近期的初级保健数据显示，在初级保健系统就诊的老年患者中，抑郁症发生的平均病程将近 18 个月[14]，但是，在混龄人群中，平均病程为 4～6 个月[15]。

一项针对大约 2 700 例糖尿病患者的为期 5 年的随访研究显示，糖尿病患者的抑郁症状多数是慢性的。大约 82％的在基线时有轻度或重性抑郁症状的患者在 5 年随访中符合 DSM-IV 重性抑郁障碍诊断标准[16]。另一项纵向研究证实了糖尿病患者合并抑郁症的反复发作性，该研究发现，79％的糖尿病合并重性抑郁障碍患者在 5 年的随访过程中有复发，每位患者平均复发 4 次[17]。

欧洲近期的一项大型研究显示，超过 50％的有焦虑和抑郁障碍的社区受访者表示他们没有接受过针对其精神疾病的医疗服务，而仅 8％的糖尿病受访者表示他们没有接受过针对糖尿病的医疗服务[18]。由此可见，精神卫生保健服务与常规的医疗保健服务相比更为缺乏。由于大多数糖尿病患者接受了常规的医疗保健服务，因此，与单纯患有抑郁症的患者相比，糖尿病合并抑郁症的患者更有可能得到针对抑郁症的诊断和有效治疗。然而，美国的一项大样本、历时超过 12 个月的调查发现，仅有大约 51％的糖尿病合并重性抑郁障碍的患者得到了医疗保健机构的准确的识别[19]。与抑郁症识别率增高有关的因素包括：女性、合并心境恶劣或惊恐发作，患者自觉健康状况差，每年在初级保健门诊就诊次数超过 7 次以上等。在那些抑郁症得到正确诊断的患者中，治疗保健质量仍有缺陷。在调查的 12 个月期间，43％的患者接受了一种或多种抗抑郁药物治疗，仅 6.7％的患者得到了 4 个或 4 个以上阶段的心理治疗[19]。在美国，似乎享有按服务付费（fee-for-service）医疗保险的患者的抑郁症得到识别的比例更低且获得的达到指南水平的治疗保健也更低，这可能与精神卫生保健服务中存在更多经济上、地理上以及组织上的阻碍因素有关。

考虑到糖尿病患者合并抑郁症的患病率高、病程长，以及抑郁症对患者的生理功能、生活质量和临床结局的不良影响，向患者提供基于循证医学的抗抑郁治疗具有重要意义。本章主要关注：①经研究证明对一般抑郁症有效的药物治疗和心理治疗对糖尿病合并抑郁症患者是否有效；②开发和检验以初级保健为基础的卫生服务模式，以提高对这个人群的抗抑郁治疗的监测和质量；③抑郁症维持治疗的证据。

本章还将介绍提高糖尿病患者合并抑郁症的诊断率和加强治疗的参与，以及为了加强早期正确诊断并提供有循证依据的治疗，初级保健系统必须进行的改革。最后，还将介绍对糖尿病和/或心脏病患者进行的融合了旨在进一步改善血糖、血脂和血压控制以及抑郁症保健管理的新型服务模式的研究。

疗效研究

许多大型治疗研究已经发现，疾病和生理功能的下降与抑郁症循证治疗的低应答率有关[20]。在糖尿病患者，其各种并发症的频繁发生和发展会导致其生理功能的下降，如神经病变、外周溃疡和截肢。近期对美国医疗保险数据显示，将近70％的糖尿病患者有4种或4种以上的并发症，这些患者往往生理功能明显下降，合并抑郁症的概率也更高[21]。因此，研究者和临床医生面临着一个严峻问题，即对于糖尿病合并抑郁症患者，那些已被证明对一般抑郁症患者有效、具有循证依据的药物治疗和心理治疗是否也同样有效。

一些系统性综述探讨了糖尿病合并抑郁症患者的这些心理治疗和药物治疗的效应量[22-23]。临床疗效试验通常评估一组由训练有素的工作人员精心挑选的患者对强化治疗的反应，临床上具有明显精神障碍的患者，如惊恐障碍或其他严重合并症的患者，往往被排除在外。

2009年发表的一篇疗效试验的系统性综述纳入了11项随机临床试验，其中5项是关于心理治疗干预的，6项是关于药物治疗的[24-34]。该综述的结果见表4.1。大部分研究的样本量较小，仅有一项试验的样本量超过了100例，而其他则为60例或更少。多数临床试验的研究

表 4.1 糖尿病合并抑郁症患者的心理治疗和药物治疗的疗效试验

研究	n（完成者）；糖尿病类型；平均年龄	干预方案；随访	结局评估（抑郁症；糖尿病）	效应量（抑郁症；糖尿病）	评论
心理治疗干预（n=310）					
Lustman 等，1998（美国）[24]	n=41；100% 2型；(53.1～56.4)±(10.5～9.7)	CBT＋糖尿病教育对单独的糖尿病教育 随访：11周，6个月	抑郁症：CBT组应答（BDI下降≥50%）P<0.001 糖尿病：CBT组HbA1c下降，p<0.03	抑郁症：Δ−1.112 糖尿病：Δ−0.704	CBT组抑郁症状和血糖水平都有所改善
Huang 等，2002（中国）[25]	n=59；100% 2型；缺失	降糖药＋糖尿病教育＋心理治疗＋放松和音乐治疗对单独使用降糖药 随访：3个月	抑郁症：SDS总分均数差为0.07，P<0.05 糖尿病：HbA1c均数差为1.7，P<0.05	抑郁症：Δ−0.521 糖尿病：Δ−0.521	合并心理治疗组抑郁症状和血糖水平都有所改善

表 4.1 糖尿病合并抑郁症患者的心理治疗和药物治疗的疗效试验（续表）

研究	n（完成者）；糖尿病类型；平均年龄	干预方案；随访	结局评估（抑郁症；糖尿病）	效应量（抑郁症；糖尿病）	评论
Li 等，2003（中国）[26]	n＝120；缺失；(50.5~52.3)±(10.4~11.2)	降糖药＋糖尿病教育＋心理治疗对单独使用降糖药 随访：4周	抑郁症：SDS 总分均数差为 13.4，P<0.01 糖尿病：空腹血糖均数差为 2.09，P<0.05	抑郁症：Δ－0.478 糖尿病：Δ－0.362	焦虑（SAS ≥ 50）也被考虑进来了。合并心理治疗组抑郁症状和血糖水平都有所改善
Lu 等，2005（中国）[27]	n＝60；100% 2型；(65.6~64.9)±(9.8~9.5)	糖尿病和 CVA 教育＋肌电治疗＋心理治疗对常规治疗 随访：4周	抑郁症：HAMD 17 总分均数差为 7.3，P<0.01 糖尿病：空腹血糖均数差为 1.54，P<0.05	抑郁症：Δ－0.688 糖尿病：Δ－0.517	将 CVA 后偏瘫作为糖尿病并发症。合并心理治疗组抑郁症状和血糖水平都有所改善

Simson 等，2008（德国）[28]	$n=30$；80% 2型；60.5±10.9	个体支持性心理治疗对常规治疗；随访：出院后（3~20周）	抑郁症：HADS总分均数差为1.9，$P=0.018$；糖尿病：PAID均数差为7.6，$P=0.008$	抑郁症：$\triangle-0.918$；糖尿病：$\triangle-1.043$	将糖尿病足作为糖尿病并发症。个体支持性心理治疗组抑郁症状和血糖水平都有所改善
药物治疗干预（$n=215$）					
Lustman 等，1997（美国）[29]	$n=28$；50% 2型；(49.0~49.2)±(12.1~13.7)	血糖仪培训＋去甲替林对安慰剂；随访：9周	抑郁症：BDI总分均数差为5.6，$P=0.03$；糖尿病：HbA1c，无显著性差异，没有结果报告	抑郁症：$\triangle-0.868$；糖尿病：$\triangle0$	纳入标准为血糖控制不佳者（糖化血红蛋白$\geq$9%）。去甲替林组与对照组相比，抑郁症状有所改善。去甲替林可能不利于血糖控制

表 4.1 糖尿病合并抑郁症患者的心理治疗和药物治疗的疗效试验（续表）

研究	n（完成者）；糖尿病类型；平均年龄	干预方案；随访	结局评估（抑郁症；糖尿病）	效应量（抑郁症；糖尿病）	评论
Lustman 等，2000（美国）[30]	n = 54；55.6% 2 型；(45.0～47.7)±（13.0～11.5）	氟西汀对安慰剂 随访：8 周	抑郁症：HAMD 总分均数差为 26.7，P<0.04 糖尿病：HbA1c 均数差为 0.33，P=0.13（n.s.）	抑郁症：Δ−0.573 糖尿病：Δ0.419	氟西汀与安慰剂相比，可以改善抑郁症状，却不能改善血糖水平
Paile-Hyvärinen 等，2003（芬兰）[31]	n=13；100% 2 型；(61.1～62.3)±(8.6～11.5)	帕罗西汀对安慰剂 随访：4 周	帕罗西汀组在 3 个月时有初步改善，在随访末，两者结局均无显著改善 抑郁症：MADRS 总分均数差为 2.50，P=0.25（n.s.）糖尿病：HbA1c 均数差为 0.37，P=0.08（n.s.）	抑郁症：Δ−0.676 糖尿病：Δ1.073	纳入标准为血糖控制不佳者（HbA1c≥6.5% 或空腹血糖≥7.0）。可能系天花板效应和研究效能不足共同导致的

研究	样本	干预/随访	结果	效应量	结论
Xue 等，2004（中国）[32]	$n = 48$；85.4% 2型；21~65	帕罗西汀对安慰剂；随访：8周	抑郁症：HAMD-17总分均数差为5.7，$P<0.01$ 糖尿病：HbA1c均数差为0.4，$P=0.245$（n.s.）	抑郁症：$\Delta-0.776$ 糖尿病：$\Delta0.340$	帕罗西汀与安慰剂相比，可以改善抑郁症状，却不能改善血糖水平
Gülseren 等，2005（土耳其）[33]	$n=23$；100% 2型；(58.2~57.1)±(12.3~10.4)	氟西汀对帕罗西汀；随访：12周	两组抑郁情况均显著改善（HDRS均数差为0.62，$P=0.003$）但HbA1c无改善（均数差为0.11，n.s.）		两组差异无显著性
Paile-Hyvärinen 等，2007（芬兰）[34]	$n=49$；100% 2型；(59.5~59.2)±(6.0~5.4)	帕罗西汀对安慰剂；随访：3个月，6个月	抑郁症：HADS总分均数为0.7，$P=0.448$（n.s.） 糖尿病：HbA1c均数差为0.13，$P=0.693$（n.s.）	抑郁症：$\Delta-0.260$ 糖尿病：$\Delta0.135$	抑郁症结局和血糖水平的改善均无显著性

CBT：认知行为疗法；HbA1c：糖化血红蛋白；SDS：自评抑郁量表；SAS：焦虑自评量表；HAMD-17：Hamilton 抑郁量表-17；CVA：脑血管事件；HADS：医院焦虑和抑郁量表；PAID：糖尿病问题调查；BDI：Beck 抑郁量表；MADRS：Montgomery-Asberg 抑郁评定量表；n.s.：无显著性差异

对象为 2 型糖尿病合并严重抑郁症状或重性抑郁障碍的患者，其效应量不仅取决于抑郁症状的严重程度，还取决于血糖的控制情况。

该研究对结果以标准效应量（Cohen's d）呈现。这些效应量是指按照一个抑郁严重程度量表，干预组优于对照组多少个标准单位。效应量（d）通常是以试验组平均分减去对照组平均分的差值、除以试验组和对照组得分合并后的标准差计算的[35]。效应量为 0.5 提示试验组均数比对照组均数高半个标准单位。人们普遍认为，效应量为 0.56～1.2 代表临床效应较大，效应量为 0.33～0.55 代表临床效应中等，效应量为 0～0.32 代表临床效应较小[36]。

如表 4.1 所示，心理治疗干预对抑郁症状和血糖水平的改善的效应量为中等至较大。在一个荟萃分析中，心理治疗试验的效应量是合并的；心理治疗试验对抑郁症的结局的综合估计值为 -0.645（95％ CI 为 -0.874；-0.415），对血糖控制的综合估计值为 -0.477（95％ CI 为 -0.715；-0.239）。在五项心理治疗试验中有三项将糖尿病教育联合循证抑郁症心理治疗与单一糖尿病教育进行了比较。因此，血糖水平的改善是由以抑郁症为中心的心理治疗带来的效果还是由糖尿病教育与抑郁症治疗的结合带来的效果还不明确。

如表 4.1 所示，药物治疗干预对抑郁症状（除一项研究外，其他都评估了选择性 5-羟色胺再摄取抑制剂的疗效）有中等程度的影响，对血糖控制的影响较小。在药物治疗试验的综合估计中，只有一项研究（Lustman研究）包括了改善血糖的直接干预措施，对抑郁症结局的综合估计值为 — 0.615（95% CI 为 — 0.916；—0.313），对血糖控制的综合估计值为 —0.376（95% CI 为 —0.701；—0.052）。结果显示，药物治疗对抑郁症结局的影响非常相近，但对血糖控制的影响要比心理治疗小，这可能与大部分心理治疗均结合了旨在改善血糖控制的明确措施。药物治疗试验的样本量也较小，仅纳入了 13～54 例患者。心理治疗和药物治疗疗效试验的样本量均较小，限制了试验结果的应用。

就公共卫生而言，现有的心理治疗和药物治疗的临床研究结果提示，为了改善糖尿病合并抑郁症患者的自我管理和血糖控制，单纯治疗共病的抑郁症很可能是不够的。为了改善患者的精神和躯体两方面的结局，需要一个更为全面综合的治疗方式，既包括有循证依据的抑郁治疗，又包括可改善糖尿病患者自我管理和血糖控制的干预措施。

成效试验：协作性抑郁症保健

开发一个旨在改善慢性疾病保健的初级保健模式的关键概念是以人群为基础的保健[37]。这是一种针对特定患者人群、力图确保有效干预措施能惠及所有有需要患者（即所有合并重性抑郁障碍和/或恶劣心境的糖尿病患者）的保健规划和提供[37]。这种模式往往需要进行抑郁症筛查和以一个团队的方式提供，而不是由一个初级保健医生进行的非经常性的、简短的访视。这种模式的开发是为了弥补糖尿病患者的抗抑郁治疗的缺口，只有 50% 的糖尿病患者的抑郁状态得到了准确诊断，并且只有一半的患者得到了最低标准的药物或心理治疗[37]。

协作性保健是一种以人群为基础的健康服务模式，其发展是为了使抑郁症患者在初级保健系统中得到有循证证据的药物和心理治疗的机会增加[37]。协作性保健的关键组成部分包括：通过使用录像带、分发小册子和书籍加强患者教育；将卫生相关人员整合到初级保健系统中，以追踪抑郁症结局、药物不良反应和患者的依从性，并为患者的行为改变提供支持；应用监测工具如患者健康调查问卷-9（the Patient Health Questionnaire，PHQ-9）[38]和疾病电子登记表；精神科医生对疑难案例的监控；以及阶梯式治疗等。阶梯式治疗是指根据患者的持续的抑郁症状逐渐增加治疗的强度。

芬兰的一项研究发现，精神科会诊可促进抑郁症患者阶梯式治疗的实施[39]。一篇综合了 37 项试验的荟萃分析也发现，提供协作性保健的卫生相关人员对精神科疑难案例进行监控有类似的积极影响[40]。因为在阶梯式治疗方式中，患者最初的治疗是基于循证的心理治疗，如果患者在治疗 4～6 周后仍处在抑郁状态，则会建议其在精神科医生的指导下添加抗抑郁药；或者如果患者最初应用的抗抑郁药不足以减轻抑郁症状时，可以更改药物或增大剂量，或增加心理治疗。考虑到糖尿病患者中抑郁症检出率较低，进行协作性保健这种以人群为基础的医疗需要增加患者的抑郁症筛查。

现有三项关于糖尿病合并抑郁症患者的协作性保健与常规医疗保健的比较研究[12,41-42]。这些研究是针对不同的人群：即来自一个非营利性健康维持组织的初级保健诊所的混龄患者[12]；来自美国 7 个地区的 8 个医疗系统的老年人（≥65 岁）[41]；以及来自洛杉矶的两个大的初级保健诊所的以西班牙裔为主的混龄患者，其中大部分患者的生活水平低于美国贫困标准[42]。这三项研究均利用问卷对初级保健系统的糖尿病患者进行了抑郁症筛查，并将合并重性抑郁障碍或恶劣心境者随机分配到协作性保健组和常规医疗组[12,41-42]。这些研究纳入了研究人群的代表性患者，只排除了终末期、痴呆或正在进行精神科治疗的患者。在其中的两项研究，将近 50％的受试者正在服用抗抑郁药，但仍符合重性抑郁障碍或恶劣心境的标准，故符合该研究的纳入标准[12,41]。

这三个协作性保健的干预措施在起始阶段均可选择以抗抑郁药物治疗为开端或以问题解决治疗（problem

solving therapy，PST）为开端[12,41-42]。个案管理者与精神科医生和初级保健医生组成团队一道工作，进行抑郁症的强化教育，追踪患者症状、依从性和药物的不良反应，根据精神科医生对疑难案例的指导为初级保健医生提供用药建议，给予患者 PST。这三项研究均采取了阶梯式治疗方式。因此，如果患者选择了抗抑郁药物作为初始治疗，但在最优剂量下无应答，则会增大药物剂量或更改药物，或增加 PST。类似地，如果患者对初始治疗 PST 无应答，则会增加抗抑郁药物。这些研究主要关注改善抑郁症治疗的质量，但却没有特别关注糖尿病治疗的质量。

与对照组相比，这三项研究的干预组的抗抑郁症治疗质量均得到了显著改善，同时患者得到治疗的比例、抗抑郁药物应用的依从性以及接受 4 个或以上阶段的心理治疗的患者比例均增加。三项研究均发现，在治疗初期的 12～18 个月，干预组患者的抑郁症状与对照组相比得到了改善[12,41-42]。其中两项研究进行了 24 个月的随访，随访发现，在治疗的第 24 个月（干预停止后 1 年），干预组患者的抑郁症状与对照组相比仍得到了持续的有效控制[12,41]。这三项研究以抑郁症状程度的改善为依据的效量值（Cohen's d）分别为 0.320、0.676 和 0.337，影响为中到大。对这三项研究进行的荟萃分析得到的效量值的综合估计值为 0.441（95% CI 为 − 0.644，−0.251）。

其中两项研究还发现，在治疗初期的 12～18 个月，干预组患者的生理功能和生活质量与对照组相比得到了明显改善[12,41-42]。因此，提高抑郁症治疗的质量似乎是一个可以延缓老年患病人群生理功能下降的有效方法。但是，该三项研究均未发现，协作性保健干预可以改善患者的自我护理（即对血糖监测、饮食、戒烟或按处方用药的依从性）或平均糖化血红蛋白水平[12,41-43]。上述数据得到了一些旨在加强心肌梗死后患者的抑郁症治疗的大型研究的支持，这些研究显示，加强抑郁症治疗可以改善抑郁症治疗质量和抑郁症的结局，但不能减少心脏并发症或病死率[45-46]。

这三项协作性保健研究中有两项进行了成本效果分析。结果显示，协作性保健组与常规初级保健组相比，患者"无抑郁日"显著增加，在 2 年的时间里增加的总天数分别为 61 天（95％CI 为 11，82）和 115 天（95％CI 为 72，159）[46-47]。两项研究均显示，因协作性保健干预而增加的 500～700 美元精神卫生费用，可与因此而节省的更多的总医疗费用相抵消（图 4.1）[46-47]。由于医疗费用的节省主要发生在第 2 年，因此，这些研究强调收集至少 2 年的医疗保健费用数据的重要性。这两项研究还显示，协作性保健模式很可能是一种"占优势"的干预措施，可定义为一种有效的、可节省医疗费用的医疗干预措施[46-47]。其中一项研究还继续追踪了患者 5 年的医疗费用发现，与对照组相比，干预组在 3～5 年期间仍具有节省医疗费用的相同趋势[48]。这提示，加强糖尿病合并抑郁症患者的抑郁症治疗、改善患者的临床结局可使患者处于一个不同的长期医疗费用的轨迹上。

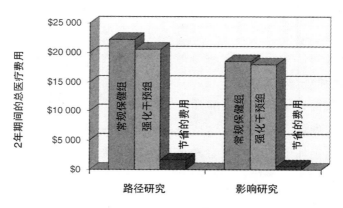

图 4.1　2 年期间的常规保健和协作性（强化）保健的医疗费用

维持治疗试验

由于糖尿病患者抑郁症的高复发率和慢性疾病程，研究者们开始探讨抗抑郁中维持治疗的有效性。

近期的一项长达 52 周的非盲随机对照维持试验，将 152 例患者随机分配到舍曲林组或安慰剂组[49]。与安慰剂组患者相比，接受了选择性 5-羟色胺再摄取抑制剂（SSRI）维持治疗的患者的无抑郁间隔显著延长（安慰剂组患者复发的中位数时间为 57 天，舍曲林组为 226

天)[49]。在该维持治疗阶段，未发现两组患者的血糖水平有显著差异。但是，无论是 SSRI 治疗后的抑郁症康复还是主动治疗或非主动治疗后抑郁症的持续缓解，至少在 1 年内都可改善糖化血红蛋白水平[49]。

第 2 项维持试验有 93 例 2 型糖尿病患者，在患者抑郁症急性期应用安非他酮进行治疗，在缓解期（$n=63$）仍用该药的缓解剂量进行维持治疗[50]。患者的体重指数（BMI）、脂肪总量和糖化血红蛋白值都有显著下降，糖尿病的综合治疗在急性期得到改善，该效果一直延续到维持期。急性期应用安非他酮治疗带来的抑郁症状的缓解和 BMI 的降低可预测糖化血红蛋白水平的下降，但维持期仅抑郁症状的缓解即可预测糖化血红蛋白水平的下降[50]。

协作性保健中的前两项临床试验还在将近完成了 1 年干预的患者进行了一次预防抑郁症复发的会谈[12,41]。这次会谈包括对患者前驱症状的回顾（即抑郁症复发时可能出现的先兆症状）以及应对复发的策略，如向初级保健医生寻求帮助。这次会谈还介绍了患者可以定期参与的减压方法，如运动、应用抗抑郁药物维持治疗或转诊进行更深入的心理治疗等。这两项研究的结果均显示，干预组患者在为期 12 个月的临床试验结束之后的 1 年中所经历的抑郁症状要显著少于对照组患者[12,41]。

新治疗模式

Piette 等[51]提出了一种用于解释抑郁症治疗改善慢性疾病共病临床结局的机制模型，并将其应用到糖尿病中。图 4.2 展示了应用该模型揭示的慢性疾病与抑郁症共病时两者间的相互不良影响。由该模型可见，由于不良健康行为（如吸烟、肥胖、久坐、疾病用药缺乏依从性），抑郁症导致的巨大的症状负荷和功能障碍可使抑郁症的有效治疗变得更困难。不良健康行为不一定会随着抑郁症的治疗而纠正，反而很可能会对抑郁症结局产生消极影响（如肥胖会得到负面的社会反馈，从而使自尊心下降、运动减少，而这些都会影响情绪）。前瞻性研究已表明，久坐的生活方式与抑郁症发病有关[52]。抑郁症可能会导致患者自我护理不佳，并因此导致糖尿病性大血管和微血管并发症的发生风险增加，而后者又反过来导致患者生理功能的下降并促使抑郁症的发生或复发。

新治疗模式（图 4.2 中称为"以疾病为中心的抑郁治疗"）需同时关注改善抑郁症以及躯体疾病两者的治疗质量，强调提高抗抑郁治疗水平，增强患者的积极健康行为（饮食和运动），通过优化患者的依从性和治疗避免并发症的发生，以期最终促进慢性疾病的控制。目前进行中的几项研究正在探讨精神科与内科的联合干预对糖尿病-抑郁症共病、糖尿病和/或冠心病-抑郁症共病患者的影响[53]。

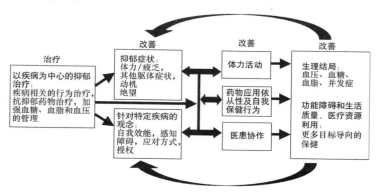

图 4.2　Piette 的抑郁症与慢性疾病结局关联模型（Reproduced with permission from Intellisphere，LLC）

改善对糖尿病患者的抑郁症的治疗

表 4.2 描述了一个评估和治疗糖尿病患者共病抑郁症和其他心理疾病的临床方法[54]。由于抑郁症在糖尿病患者中的高患病率及其对患者的不良影响，建议应用筛查工具如 PHQ-9 对该类患者进行筛查，至少每年一次。医生应高度怀疑抑郁症诊断，尤其是当患者出现血糖控制差、自我护理依从性差、疼痛或其他躯体症状以及医患关系不佳时。PHQ-9 不仅可以提示抑郁症的诊断，评分≥10 的患者可能存在重性抑郁障碍，而且还包括 0～

27 的严重程度评分。该量表是测评治疗是否成功的理想量表，包括抑郁症的 9 个关键症状，可以使执业者根据特定的症状如失眠采取有针对性的治疗。

表 4.2 改善糖尿病患者的抑郁症的治疗

第 1 步——筛查

应用 PHQ-9 筛查抑郁症

无望/"放弃"或对糖尿病自我管理的不知所措感

应用 GAD-7 筛查惊恐发作和 PTSD 共病

无法将糖尿病症状与焦虑症状区分开来（如低血糖）

对进食的担忧

悲伤/孤独/愤怒时的情绪化进食

暴食/催吐

夜间进食

第 2 步——改善自我管理

探讨疾病自我管理的"失控感"

探讨对应激与疾病自我管理和临床结局欠佳之间互为因果的理解

讲解抑郁症，讨论其与"应激"的共性和区别

回顾抑郁症状，探讨其与糖尿病症状的共性或相似之处

讨论与抑郁症相关症状的放大

糖尿病、抑郁、心脏病或其他疾病的自我管理中的任务分解

帮助患者根据具体任务的重要性安排顺序

第 3 步——支持

考虑辅助的短程心理治疗：

情绪化进食（CBT）

分解问题（问题解决治疗）

提高治疗依从性（动机性访谈）

续表

第 4 步——考虑用药

合并抑郁症和焦虑症：SSRI 或 SNRI

性功能障碍：应用安非他酮；或如果已经应用 SSRI，加丁螺环酮 15mg，每日 2 次；或安非他酮缓释片 100mg，每日 2 次

显著的神经病变：选择可有效治疗神经疼痛的安非他酮、文拉法辛或度洛西汀

PHQ-9：患者健康调查问卷-9；PTSD：创伤后应激障碍；GAD-7：广泛性焦虑障碍评估量表-7；CBT：认知行为疗法；SSRI：选择性 5-羟色胺再摄取抑制剂；SNRI：5-羟色胺-去甲肾上腺素再摄取抑制剂

Gilbody 等[55]进行的文献回顾发现，如果抑郁症的筛查旨在发现患者的抑郁症状的严重程度并给予治疗，且根据筛查结果进行的后续治疗是恰当的，则抑郁症的筛查是有效的。在一项对抑郁症和焦虑症进行联合筛查的研究中也发现了类似的结果[56]。因此，在综合性治疗方法如协作性保健中融入抑郁症筛查是非常重要的。

糖尿病合并抑郁症的患者经常感到受挫和意志消沉，并常常出现躯体症状。实际上，与糖化血红蛋白水平和糖尿病并发症个数相比，抑郁症是预测糖尿病症状主诉的更好指标[3]。患者常常不确定到底是糖尿病和躯体症状引起了抑郁症，还是抑郁症引起了糖尿病和躯体症状，他们经常会因不能管理好自己的疾病而感到内疚、自责。以一种非评判的态度来评估他们对糖尿病的失控感，常常可使临床人员改善与患者的关系并更加投入[54]；还可

为临床人员提供开展健康教育的机会，为那些经历着两种互为不利的疾病但又均可有效治疗的患者提供指导；同时，还有助于描述抑郁症对患者症状负荷和糖尿病控制造成的适应不良性躯体效应，以及探索为什么抑郁症会影响患者对饮食、运动、自我血糖监测和用药的依从性。

许多抑郁症患者同时还合并有焦虑障碍，如惊恐、广泛性焦虑和创伤后应激障碍（post-traumatic stress disorder，PTSD）。这些疾病也可能在不合并抑郁症的患者中出现，且已被证明会对糖尿病患者的依从性和疾病控制产生不良影响[57-58]。因此，对这些疾病进行筛查同样重要。广泛性焦虑障碍评估量表-7（Generalized Anxiety Disorder Assessment-7，GAD-7）是一个全新的筛查工具，可用于四种潜在的焦虑障碍的筛查，即惊恐、PTSD、广泛性焦虑障碍和社交恐惧症[59]。

许多合并焦虑和抑郁症的糖尿病患者在情感脆弱时还会放弃糖尿病饮食，摄取一些不健康的食物，糖尿病患者进食障碍的发生率也较高。仔细观察与他们生活应激改变有关的饮食型态的变化也许可以帮助临床人员更好地理解这些患者的体重和血糖控制的波动。夜食综合征，即患者在夜晚醒来后吃一些不健康的食物或暴食，已被证实与血糖控制差和糖尿病并发症有关[60]。应用动机性访谈可以帮助患者明确目标，开始改变饮食习惯。心理干预方法，如认知行为疗法（cognitive behavioural therapy，CBT），也许可以帮助这些进食障碍患者。

常见的精神科和躯体疾病共病病史或糖尿病并发症常提示需针对性地选择精神科药物。对于合并焦虑障碍的患者，SSRI 和 5-羟色胺-去甲肾上腺素再摄取抑制剂（serotonin-noradrenaline reuptake inhibitor，SNRI）既可改善抑郁症状，又可以有效治疗焦虑障碍。许多糖尿病患者因自主神经和血管系统病变出现性功能障碍。对于这些患者的抗抑郁治疗，安非他酮是首选药物。因为与SSRI 和 SNRI 不同，安非他酮对性功。能障碍没有不良影响。对于糖尿病神经病变合并抑郁症的患者，安非他酮、文拉法辛和度洛西汀可有效治疗疼痛性神经病和抑郁症。

为了改善糖尿病合并抑郁症患者的临床结局，需对初级保健系统进行必要的改革

美国糖尿病协会目前已建议对糖尿病患者进行抑郁症筛查[61]。该建议的提出是基于有研究报道了糖尿病合并抑郁症的高患病率及其对症状负荷、自我护理、机体功能和糖尿病并发症的不良影响。正如前文回顾的，目前已有有效而可靠的筛查工具，如 PHQ-9，但要开始筛查工作，则需要初级保健系统做出必要的改革以确保患者的安全以及改进治疗质量和改善临床结局。例如，

对 PHQ-9 评分在重度范围（≥20 分）或有自杀观念的患者进行快速评估是至关重要的，这与运行医学检验和确保初级保健系统能迅速对实验室检出的高险值予以反应是类似的。

华盛顿大学的一家诊所已经开展了 PHQ-9 筛查，由一名护士回顾所有的评分；任何患者，只要 PHQ-9 评分≥20 或在对自杀观念评级为上一周超过一半天数，均需接受一个即刻社工转诊。在荷兰的协作性保健研究中，每 2 周应用 PHQ-9 筛查一次，如果在自杀问题上获得阳性评分，则通知家庭医生并由会诊精神科医生根据嵌入在电子监测系统中的方案进行心理咨询[62-63]。

协作性保健模式已证明，要改善糖尿病合并抑郁症的患者的治疗质量和临床结局，就需要团队协作。抑郁症个案管理员（depression care manager，DCM）和精神科医生是这个团队中的 2 位新成员。DCM 提供强化的患者抑郁症相关教育、仔细的 PHQ-9 评分追踪，监测患者的药物不良反应和依从性，并根据精神科医生对疑难案例的督导为初级保健医生提供抗抑郁用药建议。如果患者仍有持续性症状，DCM 则帮助患者转诊回初级保健医生处或精神科医生处进行心理咨询，或转诊以接受更集中的精神卫生筛查。在一些协作性保健研究中，DCM 经培训能在初级保健机构实施短程心理治疗，如 PST。对抑郁症个案管理员管理的病例进行精神科督导是协作性保健模式中最具成本效益的构成之一，因为精神科医生一年能督导 100～200 个病例。在某些协作性保健模式中，精神科医生也会每周花几个小时来评估有持续性抑郁症状、虽接受了 DCM 和初级保健治疗但未获改善的患者。

实施这种模式的关键是：开发抑郁症电子登记系统，记录来访日期、PHQ 评分和所提供的治疗种类，或将追踪到的 PHQ-9 评分整合到现有的糖尿病登记系统。许多较完善的电子登记系统采用 Access 或 Excel 数据库。一项新试验成立了西雅图研究小组，称为团队保健试验（TEAMcare trial），将 PHQ-9 评分整合到记录来访日期、低密度脂蛋白（LDL）、血压和糖化血红蛋白值的糖尿病登记系统中[64]。

这些保健新模式，如团队式保健，启用和培训服务糖尿病患者的护士，进行将抑郁症筛查和治疗作为糖尿病整体保健的重要技能。在团队保健中，糖尿病护士分阶段对患者进行治疗：首先加强抑郁症治疗质量，然后关注血压、血脂和血糖治疗质量的改善，最后关注患者健康管理行为的改善，如改善饮食、增强运动、监测血糖（如果有高血压，应用家用血压计监测血压）以及其他愉悦性活动。

结语

糖尿病患者中抑郁症和焦虑障碍的患病率较高，而这些疾病会对糖尿病患者的自我护理、疾病控制和临床结局会带来不良影响。糖尿病并发症导致的功能受损也会诱发抑郁发作。疗效研究数据显示，基于循证的心理治疗和药物治疗都是糖尿病患者合并抑郁症的有效治疗方法。协作性保健模式已被证实是一种有效的医疗服务模式，可为就诊于初级保健机构的糖尿病合并抑郁症患者提供高质量的治疗。协作性保健这一新模式正试图整合抑郁症治疗和团队方法，使其融入糖尿病的治疗中。

参考文献

[1] Anderson, R.J., Freedland, K.E., Clouse, R.E., and Lustman, P.J. (2001) The prevalence of comorbid depression in adults with diabetes: a meta-analysis. *Diabetes Care*, **24**, 1069–1078.

[2] Ali, S., Stone, M.A., Peters, J.L. *et al.* (2006) The prevalence of co-morbid depression in adults with Type 2 diabetes: a systematic review and meta-analysis. *Diabet. Med.*, **23**, 1165–1173.

[3] Ludman, E.J., Katon, W., Russo, J. *et al.* (2004) Depression and diabetes symptom burden. *Gen. Hosp. Psychiatry*, **26**, 430–436.

[4] Von Korff, M., Katon, W., Lin, E.H. *et al.* (2005) Potentially modifiable factors associated with disability among people with diabetes. *Psychosom. Med.*, **67**, 233–240.

[5] Simon, G., Katon, W., Lin, E. *et al.* (2005) Diabetes complications and depression as predictors of health care costs. *Gen. Hosp. Psychiatry*, **27**, 344–351.

[6] Lin, E.H., Katon, W., Von Korff, M. *et al.* (2004) Relationship of depression and diabetes self-care, medication adherence, and preventive care. *Diabetes Care*, **27**, 2154–2160.

[7] Katon, W., von Korff, M., Ciechanowski, P. *et al.* (2004) Behavioral and clinical factors associated with depression among individuals with diabetes. *Diabetes Care*, **27**, 914–920.

[8] Katon, W.J., Lin, E.H., Russo, J. *et al.* (2004) Cardiac risk factors in patients with diabetes mellitus and major depression. *J. Gen. Intern. Med.*, **19**, 1192–1199.

[9] Black, S.A., Markides, K.S., and Ray, L.A. (2003) Depression predicts increased incidence of adverse health outcomes in older Mexican Americans with type 2 diabetes. *Diabetes Care*, **26**, 2822–2828.

[10] Katon, W.J., Rutter, C., Simon, G. *et al.* (2005) The association of comorbid depression with mortality in patients with type 2 diabetes. *Diabetes Care*, **28**, 2668–2672.

[11] Katon, W., Fan, M.Y., Unutzer, J. *et al.* (2008) Depression and diabetes: a potentially lethal combination. *J. Gen. Intern. Med.*, **23**, 1571–1575.

[12] Katon, W.J., Von Korff, M., Lin, E.H. *et al.* (2004) The Pathways Study: a randomized trial of collaborative care in patients with diabetes and depression. *Arch. Gen. Psychiatry*, **61**, 1042–1049.

[13] Katon, W., Von Korff, M., Lin, E. *et al.* (1995) Collaborative management to achieve treatment guidelines. Impact on depression in primary care. *JAMA*, **273**, 1026–1031.

[14] Licht-Strunk, E., Van Marwijk, H.W., Hoekstra, T. *et al.* (2009) Outcome of depression in later life in primary care: longitudinal cohort study with three years' follow-up. *BMJ*, **338**, a3079.

[15] Vuorilehto, M.S., Melartin, T.K., and Isometsa, E.T. (2009) Course and outcome of depressive disorders in primary care: a prospective 18-month study. *Psychol. Med.*, **39**, 1697–1707.

[16] Katon, W., Russo, J., Von Korff, M. *et al.* (2009) Depression and diabetes: factors associated with major depression at 5-year follow-up. *Psychosomatics*, **50**, 570–579.

[17] Lustman, P.J., Griffith, L.S., Freedland, K.E., and Clouse, R.E. (1997) The course of major depression in diabetes. *Gen. Hosp. Psychiatry*, **19**, 138–143.

[18] Alonso, J., Codony, M., Kovess, V. *et al.* (2007) Population level of unmet need for mental healthcare in Europe. *Br. J. Psychiatry*, **190**, 299–306.

[19] Katon, W.J., Simon, G., Russo, J. *et al.* (2004) Quality of depression care in a population-based sample of patients with diabetes and major depression. *Med. Care*, **42**, 1222–1229.

[20] Rush, A.J., Trivedi, M.H., Wisniewski, S.R. *et al.* (2006) Acute and longer-term outcomes in depressed outpatients requiring one or several treatment steps: a STAR*D report. *Am. J. Psychiatry*, **163**, 1905–1917.

[21] Partnership for Solutions National Program Office (2001) Medicare 5% Standard Analytic File. Johns Hopkins University Press, Baltimore.

[22] Petrak, F.and Herpertz, S. (2009) Treatment of depression in diabetes: an update. *Curr. Opin. Psychiatry*, **22**, 211–217.

[23] van der Feltz-Cornelis, C., Nuyen, J., Stoop, C., *et al.* (2010) Effect of inter-ventions for major depressive disorder and significant depressive symptoms in patients with diabetes mellitus: a systematic review and meta-analysis. *Gen. Hosp. Psychiatry*, doi: 10.1016/j.genhosppsych.2010.03.11.

[24] Lustman, P.J., Griffith, L.S., Freedland, K.E. *et al.* (1998) Cognitive behavior therapy for depression in type 2 diabetes mellitus. A random-ized, controlled trial. *Ann. Intern. Med.*, **129**, 613–621.

[25] Huang, X., Song, L., Li, T. *et al.* (2002) Effect of health education and psychosocial intervention on depression in patients with type II diabetes. *Chin. Ment. Health J.*, **16**, 149–151.

[26] Li, S., Li, M., Song, S. *et al.* (2003) The effect of psychological intervention in treating the diabetic patients with negative emotion. *Shandong J. Psychol. Med.*, **16**, 148.

[27] Lu, S., Lu, B., and Gu, X. (2005) Cognitive therapy in combination with electromyographic feedback in treatment of diabetes patients with depression after cerebral infarction. *Chin. J. Clin. Pharm.*, **13**, 215–216.

[28] Simson, U., Nawarotzky, U., Friese, G. *et al.* (2008) Psychotherapy intervention to reduce depressive symptoms in patients with diabetic foot syndrome. *Diabet. Med.*, **25**, 206–212.

[29] Lustman, P.J., Griffith, L.S., Clouse, R.E. *et al.* (1997) Effects of nortriptyline on depression and glycemic control in diabetes: results of a double-blind, placebo-controlled trial. *Psychosom. Med.*, **59**, 241–250.

[30] Lustman, P.J., Freedland, K.E., Griffith, L.S., and Clouse, R.E. (2000) Fluoxetine for depression in diabetes: a randomized double-blind pla-cebo-controlled trial. *Diabetes Care*, **23**, 618–623.

[31] Paile-Hyvarinen, M., Wahlbeck, K., and Eriksson, J.G. (2003) Quality of life and metabolic status in mildly depressed women with type 2 diabetes treated with paroxetine: a single-blind randomised placebo controlled trial. *BMC Fam. Pract.*, **4**, 7.

[32] Xue, H. (2004) Paroxetine for depression in diabetes: a randomized controlled trial. *Chin. Ment. Health J.*, **18**, 735–737.

[33] Gulseren, L., Gulseren, S., Hekimsoy, Z., and Mete, L. (2005) Compari-son of fluoxetine and paroxetine in type II diabetes mellitus patients.

Arch. Med. Res., **36**, 156–165.

[34] Paile-Hyvarinen, M., Wahlbeck, K., and Eriksson, J.G. (2007) Quality of life and metabolic status in mildly depressed patients with type 2 diabetes treated with paroxetine: a double-blind randomised placebo controlled 6-month trial. *BMC Fam. Pract.*, **8**, 34.

[35] Hedges, L. and Olkin, I. (1985) *Statistical Methods for Meta-Analysis*, Academic Press, Orlando.

[36] Lipsey, M.W. and Wilson, D.B. (1993) The efficacy of psychological, educational, and behavioral treatment. Confirmation from meta-analysis. *Am. Psychol.*, **48**, 1181–1209.

[37] Katon, W.J. and Seelig, M. (2008) Population-based care of depression: team care approaches to improving outcomes. *J. Occup. Environ. Med.*, **50**, 459–467.

[38] Kroenke, K., Spitzer, R., and Williams, J. (2001) The PHQ-9: validity of a brief depression severity measure. *J. Gen. Intern. Med.*, **16**, 606–613.

[39] Meeuwissen, J.A., van der Feltz-Cornelis, C.M., van Marwijk, H.W. *et al.* (2008) A stepped care programme for depression management: an uncontrolled pre-post study in primary and secondary care in The Netherlands. *Int. J. Integr. Care*, **8**, e05.

[40] Gilbody, S., Bower, P., Fletcher, J. *et al.* (2006) Collaborative care for depression: a cumulative meta-analysis and review of longer-term outcomes. *Arch. Intern. Med.*, **166**, 2314–2321.

[41] Williams, J.W. Jr., Katon, W., Lin, E.H. *et al.* (2004) The effectiveness of depression care management on diabetes-related outcomes in older patients. *Ann. Intern. Med.*, **140**, 1015–1024.

[42] Ell, K., Katon, W., and Xie, B. (2010) Collaborative care management of major depression among low-income Hispanics with diabetes: a randomized controlled trial. *Diabetes Care*, **33**, 706–713.

[43] Lin, E.H.B., Katon, W., Rutter, C. *et al.* (2006) Effects of enhanced depression treatment on diabetes self-care. *Ann. Fam. Med.*, **4**, 46–53.

[44] Berkman, L.F., Blumenthal, J., Burg, M. *et al.* (2003) Effects of treating depression and low perceived social support on clinical events after myocardial infarction: the Enhancing Recovery in Coronary Heart Disease Patients (ENRICHD) randomized trial. *JAMA*, **289**, 3106–3116.

[45] Glassman, A.H., O'Connor, C.M., Califf, R.M. *et al.* (2002) Sertraline treatment of major depression in patients with acute MI or unstable angina. *JAMA*, **288**, 701–709.

[46] Katon, W., Unutzer, J., Fan, M.Y. *et al.* (2006) Cost-effectiveness and net benefit of enhanced treatment of depression for older adults with diabetes and depression. *Diabetes Care*, **29**, 265–270.

[47] Simon, G.E., Katon, W.J., Lin, E.H. *et al.* (2007) Cost-effectiveness of

systematic depression treatment among people with diabetes mellitus. *Arch. Gen. Psychiatry*, **64**, 65–72.

[48] Katon, W.J., Russo, J.E., Von Korff, M. *et al.* (2008) Long-term effects on medical costs of improving depression outcomes in patients with depression and diabetes. *Diabetes Care*, **31**, 1155–1159.

[49] Williams, M.M., Clouse, R.E., Nix, B.D. *et al.* (2007) Efficacy of sertraline in prevention of depression recurrence in older versus younger adults with diabetes. *Diabetes Care*, **30**, 801–806.

[50] Lustman, P.J., Williams, M.M., Sayuk, G.S. *et al.* (2007) Factors influencing glycemic control in type 2 diabetes during acute- and maintenance-phase treatment of major depressive disorder with bupropion. *Diabetes Care*, **30**, 459–466.

[51] Piette, J.D., Richardson, C., and Valenstein, M. (2004) Addressing the needs of patients with multiple chronic illnesses: the case of diabetes and depression. *Am. J. Manag. Care*, **10**, 152–162.

[52] Teychenne, M., Ball, K., and Salmon, J. (2008) Physical activity and likelihood of depression in adults: a review. *Prev. Med.*, **46**, 397–411.

[53] Horn, E.K., van Benthem, T.B., Hakkaart-van Roijen, L. *et al.* (2007) Cost-effectiveness of collaborative care for chronically ill patients with comorbid depressive disorder in the general hospital setting, a randomised controlled trial. *BMC Health Serv. Res.*, **7**, 28.

[54] Katon, W. and Ciechanowski, P. (2009) Diabetes: psychosocial issues and psychiatric disorders, in *Comprehensive Texbook of Psychiatry* (eds M. Sadock, V. Sadock, and P. Ruiz), Lippincott, Williams and Wilkins, Philadelphia, PA, pp. 2294–2302.

[55] Gilbody, S., Sheldon, T., and House, A. (2008) Screening and case-finding instruments for depression: a meta-analysis. *CMAJ*, **178**, 997–1003.

[56] Gilbody, S.M., House, A.O., and Sheldon, T.A. (2001) Routinely administered questionnaires for depression and anxiety: systematic review. *BMJ*, **322**, 406–409.

[57] Ludman, E., Katon, W., Russo, J. *et al.* (2006) Panic episodes among patients with diabetes. *Gen. Hosp. Psychiatry*, **28**, 475–481.

[58] Trief, P.M., Ouimette, P., Wade, M. *et al.* (2006) Post-traumatic stress disorder and diabetes: co-morbidity and outcomes in a male veterans sample. *J. Behav. Med.*, **29**, 411–418.

[59] Kroenke, K., Spitzer, R.L., Williams, J.B. *et al.* (2007) Anxiety disorders in primary care: prevalence, impairment, comorbidity, and detection. *Ann. Intern. Med.*, **146**, 317–325.

[60] Morse, S.A., Ciechanowski, P.S., Katon, W.J., and Hirsch, I.B. (2006) Isn't this just bedtime snacking? The potential adverse effects of night-

eating symptoms on treatment adherence and outcomes in patients with diabetes. *Diabetes Care*, **29**, 1800–1804.

[61] American Diabetes Association (2007) Standards of medical care in diabetes. *Diabetes Care*, **30**, S4–S41.

[62] Ijff, M., Huijbregts, K.M., van Marwijk, H.W. *et al.* (2007) Cost-effectiveness of collaborative care including PST and an antidepressant treatment algorithm for the treatment of major depressive disorder in primary care; a randomised clinical trial. *BMC Health Serv. Res.*, **7**, 34.

[63] de Jong, F.J., van Steenbergen-Weijenburg, K.M., Huijbregts, K.M. *et al.* (2009) The Depression Initiative. Description of a collaborative care model for depression and of the factors influencing its implementation in the primary care setting in the Netherlands. *Int. J. Integr. Care*, **9**, e81.

[64] Katon, W., Lin, E., Von Korff, M. *et al.* (2010) Integrating depression and chronic disease care among patients with diabetes and/or coronary heart disease: the design of the TEAMcare study. *Contemp. Clin. Trials*, **31**, 312–322.

第 5 章

糖尿病和抑郁症：常规临床
条件下的管理

Richard Hellman，Paul Ciechanowski

张小梅　译

对糖尿病患者的抑郁症的有效治疗常依赖于总体保健的成功。但大多数临床医生发现，对糖尿病患者的总体保健的成功也依赖于对抑郁症的有效治疗。

当患者出现短期或长期认知功能障碍使糖尿病和抑郁症的保健复杂化时，这两种疾病间的相互作用也就更加复杂。目前，对糖尿病、抑郁症和认识功能障碍之间的密切关系的认识已达成广泛的共识，同时，对这三种疾病对患者总体健康和其他慢性疾病的影响程度也有了普遍的认识。还有证据表明，糖尿病、抑郁症和认识功能障碍之间的关系是双向的，每种疾病都可能增加另外两种疾病的风险和严重程度[1-6]。

毋庸置疑，通过两者的交互作用，与糖尿病和抑郁症有关的保健费用大为增加[7]。我们还知道，当这两种疾病共存时，出现不良临床结局和病死率增加的风险均更大[8-11]。例如，糖尿病患者的抑郁症通常更加严重，病程延长且容易复发[12-14]。

有证据表明，有效治疗糖尿病患者的抑郁症是迫切需要的，且来自多个临床试验的数据也显示，通过采用不同的临床方法，相关的重要临床指标可有明显改善[15-23]。然而，大多数糖尿病-抑郁症共病的患者没有得到诊断，其抑郁症也没有得到治疗，其中许多患者还存在认知功能障碍[24-25]。即使已被诊断，患者通常得到的治疗也不够理想，并且结局不佳[26]。

本章将回顾有效治疗糖尿病患者的抑郁症状时的重要障碍因素。还将探讨高血糖可能引起的复杂情况；高血糖会加重抑郁症和认知功能障碍，而后两者反过来会进一步加重抑郁状态患者的血糖控制不佳并导致干预疗效降低[27]。本章还将讨论急性低血糖如何导致潜在的意外事件、加重抑郁症和焦虑症并影响更长期的决策。本章还将描述在实施治疗计划中非常重要的文化和语言障碍，探讨在不同国家和族群中的一些特殊问题；在治疗糖尿病患者的抑郁症期间，优化患者-保健者合作的步骤；糖尿病-抑郁症共病如何导致对糖尿病患者中抑郁症的识别和诊断困难；糖尿病患者的抑郁症如何负面影响其治疗依从性，导致情绪性进食，显著改变患者医疗资源的利用模式和削弱临床关系中的信任。最后将讨论适当的临床和患者教育的方法。

尽管现实中实行糖尿病-抑郁症最佳治疗的障碍因

素仍令人却步，但近期的临床试验数据和对保健复杂性认识的增长，使我们有充分的理由对未来保持乐观。本章将讨论目前针对糖尿病和抑郁症治疗推荐的改变以及正在开展的有前景的多学科努力。

环境对治疗的影响

A. Kleinman 和 N. Sartorius 的早年的影响深远的著作已经清晰地描述了文化因素对抑郁症诊断和处置产生影响的重要方式。因为个体生活的环境和他/她所处的文化氛围在其生活的每个方面都发挥着巨大的作用，所以毋庸置疑，对糖尿病和抑郁症患者的成功治疗策略也必须是适应相应的文化背景的。甚至抑郁症的识别和诊断本身也都可能受到文化信仰、习俗和更多特定社会环境的影响，其结果是，在很多国家，常常难以确定抑郁症的真实发病率。

在历史上经受过巨大磨难的文化里，例如，中国，很难区分忧伤和作为临床疾病的抑郁症，忧伤被视为是平常的、需要去接受的生活事实，而抑郁症的个体有功能失调的症状，其中一些人可能不被社会所接受，甚至可能遭受谴责[28]。在许多国家里，社会上的污名通常与抑郁症的诊断相伴出现[29-30]。在一个患者感到其抑郁症状会对其本人及其家人不利的环境里，诊断抑郁症会更

加困难，因为否认很常见；而常常与重度临床抑郁相关
的症状可能首先代之以躯体化（例如，我感到头
晕)[29,31]。在中国，一项近期的研究显示，在患有心脏疾
病的患者中，抑郁症的诊断会被延误，这将导致更严重
的残疾[32]。在其他文化中，这也同样是个问题[33-37]。举
例来说，在宿命论是一个共同特征和文化的重要组成部
分的社会中，治疗抑郁症的尝试可能遇到抵制。在一些
亚洲和北美原住民文化中，传统信仰可能会干扰抑郁症
的治疗，包括使用药物和如何看待心理治疗[38]。宿命论
相信结局是预先设定的，尝试改变这个过程是徒劳的，
这可能有其宗教或文化的基础。但在许多其他社会中，
宿命论也很常见，在一些案例中，可能会被保健提供者
强化。急于展示其才能的医生也经常试图预测疾病的未
来过程，而他们的预测可能会被患者解读为必然发生之
事。这样的信仰会压抑患者在自我保健和自我保护行为
中的自主性。

另外，在许多文化中，对替代治疗方法的强烈信任
导致人们偏爱使用这些替代疗法去治疗糖尿病和抑郁症。
有大量的文献描述了传统中医实践的应用，例如，针灸、
穿锦缎、草药治疗和其他替代疗法。而在一些拉丁文化
中，常常相信如果不评估、处理和治疗被定义为一种焦
虑或应激状态的"失魂落魄"（susto），对糖尿病的治疗
是不可能成功的[39-42]。在这样的环境中，抑郁症的临床
表现不可能被当成是一个独立的临床疾病，与抑郁相关

的症状也可能因文化的不同而有所区别[43]。

语言也会给患有糖尿病的抑郁症患者带来治疗障碍。经常，保健提供者不能完全理解患者的语言，其含义的重要细微差别就丢失了，进而导致治疗干预更加错综复杂[44]。翻译人员，如果没有接受过很好的训练，可能会过于自信他们正确把握双向沟通中任意一方意思的能力，而且在一些情况下，可能会故意提供不全面或有误导的翻译[45]。

许多患者保护团体，包括拉美裔和北美原住民组织，已经对太过普遍由家庭成员作为患者医疗翻译的现象提出了担忧。他们指出，提问的内容常常会将家庭和患者都置于巨大的窘境中，因此，患者会疏远和不信任保健提供者。一种更好的解决办法是：尽可能请专业的医学翻译人员予以协助。

幸运的是，在抑郁症的治疗中，已有一些有效的方法可以解决语言障碍。可以用一些工具来客观诊断抑郁症并评估其严重程度，这些工具已经在不同语言和不同国家得到了验证[46-47]，尤其是在对抑郁症患者进行更加客观的评估和监测方面可能会特别有帮助[46-49]。只要有问题或怀疑存在明显的沟通障碍，就应该请熟悉医学术语的有资质的翻译人员予以协助。即使这样，仍需留意患者是否可以完全理解翻译者使用的方言。同时，决定是否需要一个中间人在患者的文化背景方面予以协助也是很有帮助的。

同样已有一些有用的工具可用来诊断和评估认知功能失调，在这种共病的情况下，语言、教育背景和文化在工具的应用和有效性上发挥着重要作用[50]。由于理解患者的文化和个人背景非常重要，必须非常用心、礼貌而细致地获取患者的家族和个人史，以形成解释患者症状的模型。

对于保健提供者，另一个至关重要的步骤是：理解如何通过患者文化的棱镜看待糖尿病治疗。心理困扰可能与治疗需求、对糖尿病未来的影响以及因并发症、残疾或病态带来的限制所引发的恐惧有关。患者的恐惧和信仰及其对决策的影响可能都深深受到文化的影响。例如，宿命论哲学影响到患者对糖尿病足部溃疡治疗计划的反应，常常导致治疗延误或根本不去寻求治疗，或在治疗开始后中断治疗。

在糖尿病患者的抑郁症的治疗中一再出现的挑战是：糖尿病引起的躯体问题和抑郁症引起的情感痛苦之间的交互作用，处理这个问题需要专业互不重叠的不同医疗保健提供者之间的配合，他们可能来自不同的临床机构且彼此间很少及时交流[51]。这就是为什么治疗糖尿病和抑郁症中的一些最成功的方法是结构化的，因为只有这样才可能促成精神卫生专家、初级保健提供者以及在一些情况下提供糖尿病保健的专业人员之间的临床交流。虽然尚无研究将心理服务和糖尿病患者的躯体需求的持续保健进行充分整合，但此类研究未来很快就会开展。

由这些研究工作得到的数据对于为糖尿病和抑郁症共病者开发新型保健模式至关重要。

当卫生保健提供者不太了解患者的文化或不确定患者对信息的接受程度时，提问更开放性的问题以鼓励患者去解释在他/她的文化中如何理解或治疗这样的疾病会很有帮助。例如，他们家庭中患有类似疾病的其他人是否已经接受了传统治疗。尤其要注意到与糖尿病和抑郁症两者相关的文化信仰、态度、传统治疗方法和病耻感，但许多此类重要的障碍因素只能随着治疗的开展而逐渐清晰，唯有随着患者–医疗保健提供者之间关系的加强而获得解决。

当遇到了一个文化方面的障碍时，最重要的是要把它当做是一个尊重的问题。例如，中国裔抑郁症患者中常见的病耻感。首先，承认抑郁症诊断引起病耻感很常见并会使患者感到烦恼可能会有所帮助；但同时也要指出更为现代的药物和治疗手段不仅可以缓解抑郁症状，使患者过上质量更高的生活，而且还可以带来更好的家庭关系和社区和谐。这个策略不仅可以鼓励患者积极参与自身抑郁症的治疗，也可以帮助临床医生提高他们改进患者糖尿病治疗的动力。

抑郁症、认知障碍、糖尿病并发症和血糖控制之间的临床交互作用

成功治疗糖尿病患者抑郁症共病的最重要障碍之一是血糖控制、认知状态和情绪之间的密切相互关系[52-53]。这个关系具有生物生理学基础。简而言之，如果血糖控制不理想，对抑郁症和认知障碍可能产生负面影响；反过来，抑郁症或认知障碍也会使血糖控制的工作复杂化[58-59]。而且，如果因血糖控制不佳发生意外或临床不良事件并引起伤害、共病或残疾，则对抑郁症的疾病负担也将产生累加效应。

多年来，已经有共识认为，血糖控制的急性改变可以影响认知和情绪[60-61]。Cox 及其同事通过仔细研究已经清楚地显示，严重认知障碍不仅在血糖水平低于54 mg/dl（2.5 mmol/L）时会发生，也会随着急性血糖水平超过 325 mg/dl（18.0 mmol/L）而发生[60]。Cox 还进一步发现，患者在驾驶模拟器中容易受到伤害。最重要的是，这些数据表明了判断力是最先受到影响的认知功能之一。虽然在驾驶模拟器中患者逐渐意识到自己有些低血糖，但他们一般会错误地估计自己受到影响的严重程度，并错误地认为自己可以胜任驾驶模拟器，尽管明确、客观的证据表明他们的功能已经严重受损，如果

实际驾驶机动车，他们自己或他人将已经发生危险[62]。

由上述数据得出的关键结论是非常有意义的，因为糖尿病患者在显著低血糖或高血糖时所做的决策会使后续治疗恶化，并且容易出现用药的错误（如选错药物、剂量错误、用药时间错误以及漏服药）[58]。这些因素大大增加了不良结局的风险，尤其会恶化焦虑症和抑郁症共病，同时还会干扰患者有效地执行自我管理的任务。其他数据显示，抑郁症与糖尿病足部溃疡的起始治疗延迟相关，这种延迟常导致共病增加、残疾和过早死亡[63-64]。

糖尿病患者的心血管疾病的发生率显著增加 2～4 倍[65]。吸烟的糖尿病患者的心血管事件的总体风险可能是无糖尿病非吸烟人群的 15 倍，其中，外周血管病的相对风险最高[66]。此外，就每个心血管事件而言，糖尿病患者比无糖尿病人群存在更高的患病和死亡风险。但与糖尿病相比，抑郁症患者心脏事件和死亡的关联更强[67-69]。换句话说，由于抑郁症和不良心血管事件之间非常紧密关联，糖尿病-抑郁症共病患者的心血管事件的风险更为突出。同时独立于抑郁症，糖尿病本身也使患者更易受到伤害，这不仅是因为糖尿病患者心血管疾病的发生率升高，还因为糖尿病神经病变所致的对胸痛和/或外周血管性疼痛的感知降低[70-71]。此外，许多糖尿病患者均有多种可能进一步增加抑郁症负担和风险的共患疾病。一般情况下，多种共患疾病通常会对功能和情绪带来额外的负面影响[71-74]。

现有大量资料显示,认知功能障碍这种在糖尿病患者中不经常筛查的状况要远比通常认为的常见,并对患者的治疗产生独立的负面影响。临床医生对糖尿病患者自我管理常规中常常受到短期和远期认知功能障碍的负面影响不会感到奇怪[68,75]。有经验的教育工作者会保持长期警惕:在患者糖尿病酮症酸中毒、严重高血糖或严重低血糖发作之后,对其在自我管理的"生存技能"方面的教育经常难以成功,这是由于在每个不良事件之后患者都会出现记忆和认知的损害。然而,与普遍的认识对立的是,目前有关严重的和反复的低血糖与长期的认知缺陷之间的关系仍缺乏证据,仅有的认识是:严重的低血糖和 6 岁以下患者的大脑处于非常脆弱的时期。实际上,糖化血红蛋白评估的平均血糖水平的降低与长期认知的改善相关[76-77]。

高血糖对认知功能的远期负面影响的生物生理学基础直到近期才得以阐释[55]。有证据表明,大脑前额叶对高血糖产生反应并伴有谷氨酸-谷氨酰胺-γ-氨基丁酸水平的增加,这与认知功能障碍和轻度抑郁障碍的客观证据均相关[56]。这个发现并不令人意外,因为谷氨酸受体对记忆非常重要。

此外,胰岛素可通过促发心理记忆内容的形成而影响不同的认知过程。有证据显示,脑内的胰岛素抵抗可能是认知功能障碍的共同要素[55]。在糖尿病患者中,认知功能不但受到低血糖和高血糖的负面影响，还受到急性脑血管事件的负面影响。认知功能还受到炎症因子的影响，炎症因子可引起一连串导致脑内淀粉样物质聚集增加的事件[55]。脑内炎症因子的效应可能是中枢胰岛素抵抗影响认知的重要机制之一。常见于糖尿病患者的其他慢性血管改变也会影响认知功能。下丘脑-垂体-肾上腺（HPA）轴的过度活跃也可能对糖尿病个体产生潜在的负面影响。例如，皮质醇水平的慢性升高被认为可以导致认知障碍和抑郁症[78]。任何一个此类机制均可产生累加效应。

一些关于认知障碍对临床结局影响的有说服力的数据来自于一项近期报道的多个国家参与的临床研究，即ADVANCE 试验，该试验检测了来自 20 个国家 215 个中心的 11 140 例患者。该试验的一组评估了认知功能下降及其对降压和降糖努力的影响[79]。在 ADVANCE 试验，研究者使用简明精神状态检查（Mini-Mental Status Exam，MMSE）将患者分为认知正常（MMSE≥28）、轻度认知功能障碍（MMSE 为 24～27）以及重度认知功能障碍（MMSE≤23）并评估了其结局。轻度和重度认知障碍均与调整后的重大心血管事件（HR 1.27，$P<$0.05）、心血管死亡（HR 1.41，$P≤0.05$）和全因死亡（HR 1.33，$P<0.03$）发生率显著增加相关。重度（非轻度）认知功能障碍增加了严重低血糖的风险（HR 2.10，$P=0.018$）。但认知功能障碍并不会减少降压或

降糖治疗为降低心血管事件风险带来的有利影响。总之，即使慢性认知功能障碍是导致多种疾病发病、致死以及重大意外风险（严重低血糖）的主要原因，但它并不是停止强化血糖治疗的理由。

这项重要研究提示，认知功能障碍是糖尿病不良临床结局的独立危险因素，但有其他研究显示，认知功能障碍和抑郁症之间也存在密切关系。认知功能障碍增加了抑郁症的风险[24]，糖尿病患者的抑郁症与血糖控制不佳有关，而后者又与抑郁症的发生率以及抑郁症和认知功能障碍的严重程度增加相关[24,59-60]。一项近期的研究显示，成年糖尿病-抑郁症共病患者 5 年间发展为痴呆的风险增加了 2.7 倍[80]。

有一种错误观念认为，认知功能障碍主要影响年龄超过 65 岁的人群。但很显然，在糖尿病患者中并非如此。当血糖控制非常糟糕时，糖尿病患者的急性认知功能障碍可发生于任何年龄和任何时间。有证据表明，永久性的认知功能障碍可能来源于长时间的高血糖，甚至发生在年轻的糖尿病个体中[81]。那些认知功能落后于同龄人的儿童或青少年很容易出现严重的情感痛苦，并且认知功能障碍和血糖控制不佳常常形成恶性循环，使其治疗和护理变得极为复杂。

如果基础病因可以得到逆转或治疗，糖尿病患者的认知功能障碍也许是可逆的。广为人知的措施包括：改善血糖控制，避免严重的低血糖或高血糖。另外，血压控制的改善也是可促进认知功能改善的治疗措施。在一某些情况下，纠正严重的慢性肾衰竭、改善大脑血流或减少过度用药均有可能带来显著的认知改善。抑郁症可能是认知功能受损的继发反应并可加重记忆力和注意力的减退。治疗共病的抑郁症有可能改善患者的认知功能。但对于糖尿病患者65岁以前就出现的慢性认知功能障碍，临床上常常缺乏有效的治疗方法，这一点与抑郁症不同；对于抑郁症，临床上是存在有效的心理治疗和药物的。在这种情况下，需要将认知功能障碍看成是一个混淆因素，即糖尿病和抑郁症治疗的障碍。正如治疗抑郁症一样，如果想取得糖尿病和抑郁症治疗的全面成功，首先需要识别并解释相互依存的慢性认知功能障碍共病。

协调糖尿病患者的治疗是一项困难的任务，抑郁症、认知功能障碍或两者的存在使之更具挑战性[5,82]。由于不同专业的医疗保健人员中可能只有某一方知道病情的关键信息且不能及时传递给其他人员或患者，患者及其家人或其他专业人员都有可能出错。

不同专业人员之间缺乏合作，不仅会削弱他们各自努力的效果，也会阻碍与患者间非常重要的合作。在不同地区，医疗卫生体系、文化、经济和就业均可极大地影响不同专业人员间的协调、合作和信息共享。但只要每位专业人员均能意识到如果不协调好糖尿病-抑郁症共病患者的治疗，可能会带来隐患，他们就更有可能在日常临床工作中获得成功。

对患者的初始评估和回顾应尽可能地完整。在最开始时就应该给所有糖尿病患者一份抑郁症筛查问卷，这个问卷需要与患者的文化相适应并使用他们的语言。然而，没有资料表明某个抑郁症筛查工具是优于其他的[83-86]。初始筛查可以发现许多可能诊断为抑郁症但未主动提供临床症状的患者。但重性抑郁障碍的诊断必须由经验丰富的临床医生来确认，这是避免过度诊断和过度治疗所必需的关键步骤。目前的抑郁症筛查工具一般具有 80％～90％ 的敏感性和 70％～85％ 的特异性[86]。一些研究者估计，24％～47％ 的阳性筛查结果符合重性抑郁障碍的特定诊断标准。这一点需要加以强调，即在使用最常见的抑郁症筛查工具所获得的阳性结果中，超过一半将被证实不是重性抑郁障碍；相反，患者有可能存在轻度抑郁症或糖尿病相关的心理上的痛苦或其他诊断类别[87]。

虽然目前尚未确立筛查抑郁症的理想工具，但专家的临床意见支持定期（至少每年一次）回顾患者是否有抑郁症危险因素，以便决定是否需要筛查抑郁症状并使用 DSM-IV 诊断标准进行后续重性抑郁障碍诊断[84]。

非常重要的是要认识到，现有的证据并不支持仅仅将抑郁症筛查结果反馈给相关专业人员就会给患者带来更好临床结局[84]。相反，只有把抑郁症筛查与提供协作性的结构化项目结合起来才能使抑郁症患者获益[84]。

短期和长期的认知功能障碍在任何年龄组都可能存

在，因而检测认知功能障碍是合理的。但遗憾的是，目前还无法通过单一一项测验对认知功能障碍做出有效而充分的诊断。现有的"金标准"是由一位有资质的神经心理医生对患者的认知功能进行认真而全面的评估，但该方法不仅耗时、费力且价格昂贵，通常无法常规做到。

总的来说，目前还缺乏具有文化和语言敏感性的认知功能障碍测评工具。一些在线认知测评工具对语言和教育水平要求不高[88]，但尚无证据支持可将其作为标准。理想情况下，在任何有理由认为认知功能障碍很重要的临床情境中，都应该使用年龄相符、语言和文化相称的工具进行相应的测评。

由于短期认知功能障碍可能是严重低血糖或高血糖等可快速纠正的问题导致的结果，因此，选择的认知测评方法应能有助于识别短期问题，并使临床医生能够说服患者或家属接受认知功能障碍的存在。然后，临床医生就可以对患者的血糖水平进行核查并开始以患者血糖水平恢复正常为目标的治疗。然而，这样可能不会立即纠正认知功能障碍。例如，如果患者的血糖水平低于45 mg/dl（2.5 mmol/L），则即使已将其纠正至正常范围，在患者的判断力恢复到足以安全驾驶机动车之间可能还需要至少45分钟[89]。

对认知功能障碍的测评不仅应在治疗初始阶段进行，也应在需要时重复进行。例如，在向患者证明他/她处于低血糖状态、其反应的敏锐性不足以安全驾驶机动车时，这一点非常关键。在分析认知功能测评结果时，了解患者目前的血糖水平及其近期控制情况至关重要。如合并其他慢性疾病，如晚期肾衰竭，也会增加认知功能障碍的风险。

对于测评发现的认知功能障碍，须认真记录。如果存在可逆的病因，待问题纠正后应该再次评估患者。如果问题无法纠正，例如，慢性肾衰竭或脑血管疾病，则应调整治疗和教育计划以提高患者的安全水平。

保健的协调和抑郁症治疗的应用

保健提供者之间的信息传递应该是及时、以患者为中心且持续的。精神卫生服务提供者的表现会随他们对知识的增长而改善。抑郁症患者如果得不到专业人员的支持，则有理由认为抑郁症筛查获得的净收益会很小[84]。相反，若有专业人员的支持，则有理由认为筛查的益处至少是中等的。美国预防服务工作组（US Preventative Services Task Force）近期的文献回顾发现了支持该结论的有力证据[90]，因此建议改进临床实践模式，以使原有的糖尿病保健模式和抑郁症的治疗模式可以满足两者共病患者的特殊需求。核心支持措施包括：增设一名个案管理护士，医疗机构通过举办研讨会、每月一次的讲座、进行人员和临床医生培训以及设置热线电话等给予协助。但让初级保健医生和糖尿病专科医生了解患者的进展并参与到团队合作中也十分重要。

建议精神卫生医生与初级保健医生相互配合，避免使用不良反应风险高的抗抑郁药物，糖尿病患者可能对这些不良反应特别敏感。阿米替林、地昔帕明和去甲替林与心律失常、体位性低血压等心血管不良反应以及高血糖有关。

此外，使用抗抑郁药物时发生 5-羟色胺综合征的风险增加。5-羟色胺综合征，也称为 5-羟色胺中毒，罕见但有潜在致死风险，以中枢神经系统中 5-羟色胺水平升高所致的认知、自主神经和躯体效应为特征。5-羟色胺综合征最早见于单胺氧化酶（MAO）抑制剂服用者，目前在应用选择性 5-羟色胺再摄取抑制剂（SSRI）、三环类抗抑郁药、安非他酮、圣约翰草等许多其他药物患者也有报道。药物间的相互作用是其常见诱因[91]。

目前无论是美国预防服务工作组的研究[84]还是 STAR*D 试验[92]，都还没有结论性的证据表明某种抗抑郁药物能够优于其他药物。许多患者会对最初应用的抗抑郁药无反应。中断药物治疗相当常见，16%～29%的使用 SSRI 治疗的患者在前两个月因各种原因而停药[93]。61%的使用 SSRI 治疗的患者出现至少一种不良反应（如恶心、头痛、腹泻、乏力、头晕或性功能障碍），但停药原因千差万别，而且可能与不良反应无关[87]。对于特定患者来说，经常是某一种药物的耐受性特征不够理想。

抗抑郁药物治疗后，患者的自杀风险很小；抗抑郁药物对于减少老年患者的自杀行为的效果尤为显著。导致自杀率或自伤率增加的危险因素包括：共患酒精使用，有自伤、使用抗精神病药物、精神卫生转诊（最可能表现是更加严重的疾病）史，以及使用一种以上的抗抑郁药物[87]。

关于自杀死亡，对重性抑郁障碍成年患者的短期临床试验的荟萃分析没有发现任何第二代抗抑郁药物相比于安慰剂有显著增加自杀和死亡风险的证据。相反，另有报道，使用帕罗西汀治疗重性抑郁障碍时，全年龄段成年人的非致死性自杀行为的比例最高（比值比为6.70；CI：1.1，149.4），并且18～29岁年龄段患者发生的自杀事件最多。自杀企图在低于18岁的患者中最高[84,87]。

应避免使用圣约翰草，因为它对抑郁症没有明确疗效，却容易与多种药物发生药物间相互作用，尤其是与抗凝药物。圣约翰草制剂可以诱导肝细胞色素 P-450 酶，特别是 CYP3A4 和 CYP2C9，可增强代谢，降低许多药物的疗效[94]。

使用抗抑郁药物尤其是 SSRI 的老年患者存在消化道出血的风险[95-97]。一项丹麦的研究显示，每 1 000 个患者年有 3.1 个出血的风险[97]。一项加拿大的研究显示，超过 65 岁的患者同时使用非甾体抗炎类药物和抗抑郁药物时消化道出血的风险更高，相对风险为 2.8[95]。

在另一项对年龄不低于 50 岁的患者进行的研究中，SSRI 的使用与脆性骨折的风险增加相关（风险比为 2.1；CI：1.3，3.4），同时发生摔倒的风险增加 2 倍[98]。因此，建议应当慎重选择抗抑郁药物，因为抗抑郁药物可使糖尿病老年患者或身体虚弱者发生摔倒的风险更高，同时保健措施也应进行相应调整。然而，一般而言，大多数患者对 SSRI 的耐受性良好，在老年患者中，由于不良反应中断治疗的比例为 17%～22%，而 3 个月内的总体断药率为 32%～36%[87]。

对于糖尿病-抑郁症共病患者，抗抑郁药物的选择应根据患者的具体需求进行个体化选择。强有力的数据显示，除了前述禁忌外，相比于初始抗抑郁药物的选择，更为关键的是合理治疗的持续时间、精神科治疗和躯体疾病治疗之间的协调，根据患者对治疗的反应进行药物种类或剂量的调整。患者对某种特定抗抑郁药物的耐受性是无法预测的，这在某种程度上取决于患者对特定药物的代谢的基因变异以及其他尚不明了的生物变异。

新症状的出现是值得注意的预警信号。例如，超出预期的活动过多、失眠和激越等表现，可能都是双相情感障碍的信号，应立即联系精神卫生专业人员会诊。

研究证实，糖尿病患者的抑郁症状可通过认知行为治疗等心理治疗技术和抗抑郁药物治疗，但没有证据表明抑郁症的治疗可改善血糖控制、降低病死率或减少并发症[84]。

一项被称为前景试验（Prospect Trial）的随机对照临床试验显示，在一个协调有序的抑郁症项目中使用经过培训的护士主管来协调保健，糖尿病亚组患者的死亡率显著降低[15]，但是，由于亚组分析常常有一定的误导性，该研究结果未获得广泛认可。

路径（Pathway）和影响力（IMPACT）研究均明确显示了协调有序的抑郁症管理项目的成本效益，但仍需更多的数据证实[7,16]。将精神卫生工作与糖尿病控制和全面管理进行紧密整合的长期项目更有可能既可改善抑郁症，又可改善糖尿病的临床结局。热切期待进行更多设计更为合理、更具说服力的研究。

优化卫生服务提供者-患者之间的关系

临床上，抑郁症以一系列认知（如注意力受损）、情感（如悲伤心境）和躯体（如乏力）等症状为特征。不管是何种具体诊断（如重性或轻度抑郁障碍），发作抑郁的个体所经历的只是以上这些症状的有限的子集。根据DSM-IV，重性或轻度抑郁障碍患者至少表现为持续 2 周的情绪低落和/或显著的快感缺失。其他主要的抑郁症状包括乏力、注意力不集中、食欲增加或降低、失眠或嗜睡或易激惹或感觉迟钝。每种抑郁症状都类似于糖尿病患者在其病程中常体验到的症状。除血糖表现外，糖尿病患者也会出现乏力、注意力难以集中、食欲改变、过度嗜睡或焦虑或呆滞等表现。

在过去的二十年中有多项研究[82,99-100]显示，抑郁症会放大糖尿病的症状，例如，多尿、多饮、饥饿、震颤、视力模糊和乏力。实际上，即便通过糖化血红蛋白测定解释了血糖水平和并发症的数目，抑郁症个体仍然更有可能报告糖尿病症状。这种效应可能极其显著，即合并抑郁症的糖尿病患者有4倍以上的可能性表达其肢体疼痛和麻木，感觉头晕或日间嗜睡[82]。

不论是因为很难从抑郁症状中分辨出糖尿病症状，还是因为伴发抑郁症导致糖尿病症状更加严重，糖尿病-抑郁症共病个体常常体验到挫败、疑惑、无助或对无法控制糖尿病感到羞愧。当患者存在抑郁症时，他们甚至会将其体验到的所有症状都归因于糖尿病，此时，作为了解糖尿病和抑郁症之间交互作用的临床医生，应该将这两种疾病加以区分并指出未被诊断的抑郁症。

对于此类病例，临床医生可应用经验证的抑郁症筛查工具来增强诊断技能，例如，患者1～2分钟内即可完成的患者健康调查问卷-9（PHQ-9）[101]。为了更好地评估糖尿病特异性应激源或突发抑郁症，糖尿病痛苦量表（Diabetes Distress Scale，DDS）将有助于临床医生，这个量表可测评四个领域的程度从轻度烦扰到严重生活困难的应激性事件，包括情感负担、医生相关的烦恼、治疗方案相关的烦恼和人际关系烦恼。DDS 被认为是一个与行为疾病管理变量和血糖控制相关的有效测评工具。在对糖尿病患者考虑做出抑郁症诊断时，临床医生可能还要询问患者是否存在抑郁症的危险因素，包括抑郁症或焦虑症、精神科治疗、物质滥用或吸烟的病史，常见的躯体共病或糖尿病并发症病史，以及抑郁症和精神科治疗家族史。

在患者就诊过程中，临床医生不但有机会为其准确地诊断抑郁症共病，而且有机会为其解释其患病经历背后的临床事件和机制。如患者最终能够理解他/她正在经历的症状主要是由抑郁症引起的，则将给其带来极大的解脱和安慰。临床上处理这些症状能使意志消沉的个体重建希望并有助于形成更强有力的治疗联盟。对如何看待和理解抑郁症的症状和糖尿病的症状存在重叠的心理教育非常有效。告诉患者，抑郁症就像躯体症状的"放大器"，这能帮助患者理解为什么在抑郁症发作时难以控制血糖和保持症状稳定。临床医生还可以引用一些研究成果说明，相比于糖化血红蛋白或糖尿病并发症，抑郁症是糖尿病症状的更好的预测因素[82,99]。

95% 以上的糖尿病管理是由糖尿病患者自己完成的，而糖尿病-抑郁症共病通常会导致患者执行每日糖尿病任务的依从性降低，如血糖监测、锻炼、饮食控制和药物治疗计划。例如，Lin 等人[83]在对超过 4000 名 2 型糖尿病患者进行当调查发现，重性抑郁障碍与体育锻炼少和饮食不健康有关；基于药店取药数据，研究者还发现，抑郁症与对口服降糖药物、抗高血压药物和降脂药物的依从性差有关。其他研究也证实了类似的发现[104-105]。动机缺乏、注意力不集中、孤独感增加、与他人合作能力降低、乏力和其他相关的抑郁症状均可介导这样的后果。这种对自我护理行为的疏忽以及 HPA 轴和其他神经生理相关的中枢机制都可导致血糖控制不佳。在一项对文献进行的荟萃分析中，Lustman 等人[59]发现，抑郁症确实与 1 型和 2 型糖尿病患者的高血糖存在轻到中度却有显著意义的相关。

由于抑郁症状在被识别出来前经常隐匿一段时间，因此，在抑郁症被诊断之前便可因依从性不佳、自我照顾和糖尿病管理能力不足导致患者感到沮丧甚至出现放弃治疗的想法。在初级卫生保健人员访问患者时，不管患者是否意识到他们是否存在抑郁症状，他们可能都被认为自己无法掌控自己的生活和无法适当地控制糖尿病。患者在与卫生保健人员互动时，可能会因无法更好地管理糖尿病而感到羞愧或尴尬，特别是当对其而言是一种剧烈转变时。患者对控制血糖的理性认识与实际行为以及基于情感的行动之间经常是脱节的。在这种情况下，一位抑郁症患者的典型表述可能是："我知道我该做的和不该做的，但我仍然做错的事情，并且不知道为什么。"临床医生尤其是在没有意识到患者为糖尿病-抑郁症共病时，也会因为疾病近期缺乏进展而感到沮丧，并会不经意地责备患者不足够努力，这就可能会加重患者已经存在的负性自我认知。临床医生应认识到，即使仅处于轻到中度抑郁状态，患者的自我管理能力也会减退；如果患者的自我管理水平短期内大幅度降低，则可能是抑郁症发作。

糖尿病-抑郁症共病患者不依从问题可能加重的常见表现是：利用食物来调整强烈的负性情绪。研究显示，相比于对照组，进食障碍，如暴饮暴食、贪食症和阈下进食障碍，在1型和2型糖尿病患者中的患病率更高[106-108]，而且可能存在显著的不良后果，包括：膳食、血糖控制不佳，以及出现糖尿病并发症的可能性增加[109]。糖尿病患者中常见一种临床上值得注意的进食障碍，称作夜间进食综合征（night-eating syndrome），该综合征与抑郁症和情绪调节密切相关。在714例在三级医疗机构就诊的1型和2型糖尿病患者中，10%的患者报告为夜间进食模式，即他们25%以上的每日食物摄入量来自常规晚餐之后[110]。夜间进食的个体患抑郁症的可能性是普通人群的2倍以上，并常报告通过进食应对愤怒、悲伤、孤独、担心和不安等不良情绪。有夜间进食行为的患者出现肥胖、糖化血红蛋白数值＞7%的风险也增加2倍以上，并常伴有两种或以上的糖尿病并发症。

患有糖尿病和潜在抑郁症的个体还更有可能吸烟并存在戒烟困难。一般来说，吸烟者患抑郁症的可能性是非吸烟者的2倍，有终生抑郁症病史的吸烟者戒烟的可能性是非抑郁者的一半[111-112]。一项纳入 183 例糖尿病-抑郁症共病吸烟者的横断面调查发现，吸烟的数量与抑郁症的水平存在相关性[113]。同情绪化进食一样，抑郁症患者可能认为吸烟有助于调节情绪和焦虑。在这种情况下，对健康保健人员来说，最重要的是保持一种非评判性的态度，特别是对于吸烟和过度进食等带有病耻感的行为；一旦患者的抑郁症状开始减轻，则可对患者的行为改变提供有效的支持。

卫生保健资源的使用

临床医生发现患者情绪低落的首要方式之一是观察其卫生保健资源使用模式的变化。患者开始可能预约次数增多、电话增多或更多地使用急诊服务。另一方面，患者开始也可能遗漏或取消预约。研究表明，抑郁症与卫生保健资源使用在上述两个方向上的微小变化相关。例如，初级保健的使用和费用在合并抑郁症的糖尿病患者中已表现出显著增加。一项纳入 367 例社区患者的研究显示，重性抑郁症患者的总体卫生保健费用比轻度患者高出 86%[114]。根据美国 1996 年度全国代表性医疗支出渠道调查的资料，Egede 等人[115]报告，抑郁症患者的卫生保健费用是非抑郁症患者的 4.5 倍。在参加一个健康维持组织（health maintenance organization，HMO）

的 4 398 例糖尿病成人患者中，在对社会人口学因素和糖尿病病程和严重程度进行调整后，重性抑郁障碍患者的总体卫生保健费用比无抑郁症患者高大约 70%（6 个月 5 361 美元对 3 120 美元的成本，$P<0.001$)[7]。

通过对糖尿病患者管理资料的分析还发现，抑郁症与遗漏就诊的次数增加显著相关。在一项纳入 3 900 例糖尿病患者的研究中，患有重性抑郁障碍的患者对提前预约和当天安排的门诊爽约的比例是无抑郁障碍者的 2 倍（两者 $P<0.001$)[116]。在糖尿病患者中，爽约与血糖控制更差[117-118]、血糖自我监测率更低、对口服降糖药物的不依从[118]、肥胖水平更高、血压更高、微血管并发症更多[119]以及并发症的筛查比例更低[119-120]相关。已经有许多旨在减少爽约的患者、机构和卫生保健人员层面的干预手段[121]。临床医生可借助自动预约追踪系统，以电话、邮件和其他基于网络沟通的方式进行更多的交流，或通过信件、电话实现预约提醒等方式进行积极的联络。卫生保健机构和人员如果懂得抑郁症状如何导致患者缺乏动机、注意力不集中和难以组织个人生活，就能对爽约的患者表现出更多的共情和更少的挫败感，就能指导患者走向更有建设性的卫生保健资源使用模式。

最后一点，临床医生应该意识到抑郁症与满意度低[16]和信任度低相关[122]。然而，信任度与合作度可随着抑郁症的治疗而获得改善。一项在社区 2 型糖尿病患者中开展的为期 10 个月的研究显示，基于医患关系类型评估的结果，随着时间的推移，相比于那些没有变化甚至恶化的患者，抑郁症严重程度降低的患者信任他人的能力增加[122]。

结语

在日常临床实践中会遇到许多问题，包括一些很重要临床阻碍，它们对于糖尿病-抑郁症共病患者的治疗非常重要。

本章讨论了不同的文化、国家、语言和习俗都有可能改变糖尿病和抑郁症共病的临床表现、诊断标准，以及在治疗中能够发挥大作用的影响因素和它们为何必须进行优化。

本章还讨论了认知障碍、抑郁症和糖尿病之间的相互作用。回顾了糖尿病治疗中普遍存在的短期认知障碍、远期认知障碍出现的原因和时间，危险因素间的交互作用，抑郁症的治疗以及患者的全面保健。也讨论了血糖控制、认知和情绪之间的交互作用，并且展示了为何认知障碍与抑郁症一样如此经常地与治疗中意外事件以及糟糕和不现实的判断有关。讨论了治疗中相互配合的问题，以及为何医疗保健人员和患者之间的关键信息的传递失败可以导致更差的临床结局。

优化服务提供者和抑郁症患者之间的合作非常关键，

因为在导致信任度降低的医患无效合作、信息交换不足以及满意度降低三者之间存在关联。患者抵触的增加会导致依从性和临床结局都更加糟糕[116]。近期的研究探讨了基于依恋理论的医患关系类型如何影响治疗的依从性以及糖尿病的结局，这可能在临床环境中有重要意义[123]，特别在面对抑郁症患者时[122]。

患者经常出于对未来的恐惧而困惑、意志消沉和焦虑不安，因而本章讨论的每种因素包括文化障碍、共患疾病之间的交互作用以及促进医患深入交流的策略等都至关重要[124]。希望对保健复杂性和服务提供者间加强合作的需求的理解有助于今后协作性保健的加强。理想的是，每名糖尿病-抑郁症共病患者都能得到一个多学科团队的服务，只有这样，关键临床信息才不会丢失，并能在两种疾病治疗期间得以充分利用[125-127]。

抑郁症对糖尿病的治疗计划的影响是深远而复杂的。因为抑郁症影响患者执行他们自身治疗计划的能力，减少健康生活方式的活动以及自我监测和药物使用，所以临床医生需要确定患者的抗抑郁治疗是否有效。更频繁的电话沟通、更完善的患者随访以及更加理解抑郁症给患者带来的沮丧和困扰，对于有效治疗糖尿病-抑郁症共病患者至关重要。在合并抑郁症的糖尿病患者中，短期和长期认知障碍的共同出现会增加医疗保健服务的复杂性和费用。

因为糖尿病-抑郁症共病患者的抑郁症往往更加严重

且复发率高，所以精神卫生提供者常会发现药物治疗的过程更长，同时行为治疗的使用更加重要。

要成功地管理糖尿病和抑郁症，不仅要强化抗抑郁治疗和糖尿病治疗，还要建立不同学科之间更高水平的长期合作。尽管有证据表明糖尿病–抑郁症共病的治疗比单一疾病的治疗要更为复杂和更加困难，但已发表的获得成功的临床试验显示，一个统筹良好的医疗保健计划对该共病的治疗非常有效。

参考文献

[1] Golden, S.H., Lazo, M., Carnethon, M. *et al.* (2008) Examining a bidirectional association between depressive symptoms and diabetes. *JAMA*, **299**, 2751–2759.

[2] Mezuk, B., Eaton, W.W., Albrecht, S., and Golden, S.H. (2008) Depression and type 2 diabetes over the lifespan. *Diabetes Care*, **31**, 2383–2390.

[3] Moussavi, S., Chatterji, S., Verdes, E. *et al.* (2007) Depression, chronic diseases, and decrements in health: results from the World Health Surveys. *Lancet*, **370**, 851–858.

[4] Jaser, S.S., Holl, M.G., Jefferson, V., and Grey, M. (2009) Correlates of depressive symptoms in urban youth at risk for type 2 diabetes mellitus. *J. Sch. Health*, **79**, 286–292.

[5] de Groot, M., Anderson, R., Freedland, K.E. *et al.* (2001) Association of depression and diabetes complication: a meta-analysis. *Psychosom. Med.*, **63**, 619–630.

[6] Katon, W. (2003) Clinical and health services relationships between major depression, depressive symptoms, and general medical illness. *Biol. Psychiatry*, **54**, 216–226.

[7] Simon, G.E., Katon, W.J., Lin, E.H.B. *et al.* (2005) Diabetes complications and depression as predictors of health service costs. *Gen. Hosp. Psychiatry*, **27**, 344–351.

[8] Katon, W., Fan, M.Y., Unützer, J. *et al.* (2008) Depression and diabetes: a potentially lethal combination. *J. Gen. Intern. Med.*, **23**, 1571–1575.

[9] Egede, L.E. (2004) Diabetes, major depression, and functional disability among U.S. adults. *Diabetes Care*, **27**, 421–428.

[10] Von Korff, M., Katon, W., Lin, E.H.B. *et al.* (2005) Potentially modifiable factors associated with disability among people with diabetes. *Psychosom. Med.*, **67**, 233–240.

[11] Egede, L.E., Nietert, P.J., and Zheng, D. (2005) Depression and all-cause and coronary heart disease mortality among adults with and without diabetes. *Diabetes Care*, **28**, 1339–1345.

[12] Lustman, P.J., Griffith, L.S., and Clouse, R.E. (1988) Depression in adults with diabetes. Results of 5-yr follow-up study. *Diabetes Care*, **11**, 605–612.

[13] Peyrot, M. and Rubin, R.R. (1999) Persistence of depressive symptoms in diabetic adults. *Diabetes Care*, **22**, 448–452.

[14] Eaton, W., Shao, H., Nestadt, G. *et al.* (2008) Population-based study of first onset and chronicity in major depressive disorder. *Arch. Gen. Psychiatry*, **65**, 513–520.

[15] Bogner, H.R., Morales, K.H., Post, E.P., and Bruce, J.L. (2007) Diabetes, depression, and death. *Diabetes Care*, **30**, 3005–3010.

[16] Katon, W.J., Von Korff, M., Lin, E.H.B. *et al.* (2004) The Pathways study. *Arch. Gen. Psychiatry*, **61**, 1042–1049.

[17] Katon, W.J., Russo, J.E., Von Korff, M. *et al.* (2008) Long-term effects on medical costs of improving depression outcomes in patients with depression and diabetes. *Diabetes Care*, **31**, 1155–1159.

[18] Lustman, P.J., Griffith, L.S., Freedland, K.E. *et al.* (1998) Cognitive behavior therapy for depression in type 2 diabetes mellitus. *Ann. Intern. Med.*, **129**, 613–621.

[19] Lustman, P.J., Williams, M.M., Sayuk, G.S. *et al.* (2007) Factors influencing glycemic control in type 2 diabetes during acute- and maintenance-phase treatment of major depressive disorder with bupropion. *Diabetes Care*, **30**, 459–466.

[20] Lustman, P.J., Clouse, R.E., Nix, B.D. *et al.* (2006) Sertraline for prevention of depressive recurrence in diabetes mellitus. *Arch. Gen. Psychiatry*, **63**, 521–529.

[21] Snoek, F.J., van der Ven, N.C.W., Twish, J.W.R. *et al.* (2008) Cognitive behavioural therapy (CBT) compared with blood glucose awareness training (BGAT) in poorly controlled Type 1 patient with diabetes: long-term effects on HbA1c moderated by depression. *Diabet. Med.*, **25**, 1337–1342.

[22] Pouwer, F., Beekman, A.T.F., Lubach, C., and Snoek, F.J. (2006)

Nurses' recognition and registration of depression, anxiety and diabetes-specific emotional problems in outpatients with diabetes mellitus. *Patient Educ. Couns.*, **60**, 235–240.

[23] van Bastelaar, K.M.P., Pouwer, F., Cuijpers, P. *et al.* (2008) Web-based cognitive behavioural therapy (W-CBT) for diabetes patients with co-morbid depression: design of a randomised controlled trial. *BMC Psychiatry*, **8**, 9.

[24] Munshi, M., Grande, L., Hayes, M. *et al.* (2006) Cognitive dysfunction is associated with poor diabetes control in older adults. *Diabetes Care*, **29**, 1797–1799.

[25] de Wit, M., Delemarre-Van de Waal, H.A., Bokma, J.A. *et al.* Follow-up results on monitoring and discussing health-related quality of life in adolescent diabetes care: benefits do not sustain in routine practice. *Pediatric Diabetes* (in press).

[26] Goldney, R.D., Phillips, P.J., Fisher, L.J., and Wilson, D.H. (2004) Diabetes, depression, and quality of life. *Diabetes Care*, **27**, 1066–1070.

[27] Gonzalez, J.S., Peyrot, M., McCarl, L.A. *et al.* (2008) Depression and diabetes treatment nonadherence: a meta-analysis. *Diabetes Care*, **31**, 2398–2403.

[28] Kleinman, A. (2004) Culture and depression. *N. Engl. J. Med.*, **351**, 951–953.

[29] Hsu, L.K., Wan, Y.M., Chang, H. *et al.* (2008) Stigma of depression is more severe in Chinese Americans than Caucasian Americans. *Psychiatry*, **71**, 210–218.

[30] Fogel, J. and Ford, D.E. (2005) Stigma beliefs of Asian Americans with depression in an internet sample. *Can. J. Psychiatry*, **50**, 470–478.

[31] Hsu, L.K. and Folsten, M.F. (1997) Somatoform disorders in Caucasian and Chinese Americans. *J. Nerv. Ment. Dis.*, **185**, 382–387.

[32] Teo, K.K., Lui, L., Chow, C.K. *et al.* (2009) Potentially modifiable risk factors associated with myocardial infarction in China: the INTERHEART China Study. *Heart*, **95**, 1857–1864.

[33] Black, S.A., Markides, K.S., and Ray, L.A. (2003) Depression predicts increased incidence of adverse health outcomes in older Mexican Americans with type 2 diabetes. *Diabetes Care*, **26**, 2822–2828.

[34] Papathanasiou, A., Shea, S., Koutsovasilis, A. *et al.* (2008) Reporting distress and quality of life of patients with diabetes mellitus in primary and secondary care in Greece. *Ment. Health Fam. Med.*, **5**, 85–93.

[35] Takasaki, Y., Kawakami, N., Tsuchiya, M. *et al.* (2008) Heart disease, other circulatory diseases, and onset of major depression among community residents in Japan: results of the World Mental Health

Survey Japan 2002–2004. *Acta Med. Okayama*, **62**, 241–249.

[36] Lin, E.H.B. and Von Korff, M. on behalf of the WHO WMH Survey Consortium (2008) Mental disorders among persons with diabetes – results from the World Mental Health Survey. *J. Psychosom. Res.*, **65**, 571–580.

[37] Zahid, N., Asghar, S., Claussen, B., and Hussain, A. (2008) Depression and diabetes in a rural community in Pakistan. *Diabetes Res. Clin. Pract.*, **79**, 124–127.

[38] Chesla, C.A., Chun, K.M., and Kwan, C. (2009) Cultural and family challenges to managing type 2 diabetes in immigrant Chinese Americans. *Diabetes Care*, **32**, 1812–1816.

[39] Fang, W., Weidong, W., Rongrui, Z. *et al.* (2008) Clinical observation on physiological and psychological effects of eight-section brocade on type 2 patient with diabetes. *J. Tradit. Chin. Med.*, **28**, 101–105.

[40] Covington, M.B. (2001) Traditional Chinese medicine in the treatment of diabetes. *Diabetes Spectrum*, **14**, 154–159.

[41] Flaskerud, J.H. and Calvillo, E.R. (2007) Cultural competence column psyche and soma: susto and diabetes. *Issues Ment. Health Nurs.*, **28**, 821–823.

[42] Weller, S.C., Baer, R.D., Pachter, L.M. *et al.* (1999) Latino beliefs about diabetes. *Diabetes Care*, **22**, 722–728.

[43] Fisher, L., Chesla, C.A., Mullan, J.T. *et al.* (2001) Contributors to depression in Latino and European-American patients with type 2 diabetes. *Diabetes Care*, **24**, 1751–1757.

[44] Hsu, W.C., Cheung, S., Ong, E. *et al.* (2006) Identification of linguistic barriers to diabetes knowledge and glycemic control in Chinese Americans with diabetes. *Diabetes Care*, **29**, 415–416.

[45] Ku, L. and Flores, G. (2005) Pay now or pay later: providing interpreter services in health care. *Health Aff.*, **24**, 435–444.

[46] Leung, V.P.Y., Law, L.C.W., Chiu, H.F.K. *et al.* (2001) Validation study of the Chinese version of the Neuropsychiatric Inventory (CNPI). *Int. J. Geriatr. Psychiatry*, **16**, 789–793.

[47] Yang, L.H. and Link, B.G. (1009) Comparing diagnostic methods for mental disorders in China. *Lancet*, **373**, 2002–2004.

[48] Li, T.C., Lin, C.C., Liu, C.S., and Lee, Y.D. (2006) Validation of the Chinese version of the diabetes impact measurement scales amongst people suffering from diabetes. *Qual. Life Res.*, **15**, 1613–1619.

[49] Shiu, A.T.Y., Wong, R.Y.M., and Thompson, D.R. (2003) Development of a reliable and valid Chinese version of the Diabetes Empowerment Scale. *Diabetes Care*, **26**, 2817–2821.

[50] Huang, F.Y., Chung, H., Kroenke, K. *et al.* (2006) Using the Patient

Health Questionnaire-9 to measure depression among racially and ethnically diverse primary care patients. *J. Gen. Intern. Med.*, **21**, 547–552.

[51] Snoek, F.J. (2006) Diabetes and psychological well-being: crossing borders to achieve optimum care. *Pract. Diab. Int.*, **23**, 1–2.

[52] Lustman, P.J. and Clouse, R.E. (2005) Depression in patient with diabetes: the relationship between mood and glycemic control. *J. Diabetes Complications*, **19**, 113–112.

[53] Lustman, P.J., Griffith, L.S., Clouse, R.E., and Cryer, P.E. (1986) Psychiatric illness in diabetes mellitus. Relationship to symptoms and glucose control. *J. Nerv. Ment. Dis.*, **174**, 736–742.

[54] Elderkin-Thompson, V., Hellemann, G., Gupta, R.K., and Kumar, A. (2009) Biophysical correlates of cognition among depressed and non-depressed type 2 diabetes patients. *Diabetes Care*, **32**, 48–50.

[55] Kodl, C.T. and Seaquist, E.R. (2008) Cognitive dysfunction and diabetes mellitus. *Endocr. Rev.*, **29**, 494–511.

[56] Lyoo, I.K., Yoon, S.J., Musen, G. *et al.* (2009) Altered prefrontal glutamate-glutamine-γ-aminobutyric acid levels and relation to low cognitive performance and depressive symptoms in type 1 diabetes mellitus. *Arch. Gen. Psychiatry*, **66**, 878–887.

[57] Kumar, A., Gupta, R., Thomas, A. *et al.* (2009) Focal subcortical biophysical abnormalities in patients diagnosed with type 2 diabetes and depression. *Arch. Gen. Psychiatry*, **66**, 324–330.

[58] Sommerfield, A.J., Deary, I.J., and Frier, B.M. (2004) Acute hyperglycemia alters mood state and impairs cognitive performance in people with type 2 diabetes. *Diabetes Care*, **27**, 2335–2340.

[59] Lustman, P.J., Anderson, R.J., Freedland, K.E. *et al.* (2000) Depression and poor glycemic control. *Diabetes Care*, **23**, 934–942.

[60] Cox, D.J., Kovatchev, B.P., Gonder-Frederick, L.A. *et al.* (2005) Relationships between hyperglycemia and cognitive performance among adults with type 1 and type 2 diabetes. *Diabetes Care*, **28**, 71–77.

[61] Ryan, C.M., Freed, M.I., Rood, J.A. *et al.* (2006) Improving metabolic control leads to better working memory in adults with type 2 diabetes. *Diabetes Care*, **29**, 345–351.

[62] Cox, D.J., Kovatchev, B., Vandecar, K. *et al.* (2006) Hypoglycemia preceding fatal car collisions. *Diabetes Care*, **29**, 467–468.

[63] Ismail, K., Winkley, K., Stahl, D. *et al.* (2007) A cohort study of people with diabetes and their first foot ulcer. *Diabetes Care*, **30**, 1473–1479.

[64] Iverse, M.M., Tell, G.S., Riise, T. *et al.* (2009) A history of foot ulcer

increases mortality among persons with diabetes. 10-year follow-up of the Nord-TrøHealth Study, Norway. *Diabetes Care*, **32**, 2193–2199.

[65] Clouse, R.E., Lustman, P.J., Feedland, K.E. *et al.* (2003) Depression and coronary heart disease in women with diabetes. *Psychosom. Med.*, **65**, 376–383.

[66] Eason, S., Petersen, N., Suarez, M. *et al.* (2005) Diabetes mellitus, smoking, and the risk for asymptomatic peripheral arterial disease: whom should we screen? *J. Am. Board Fam. Pract.*, **18**, 355–361.

[67] Blumenthal, J.A., Lett, H.S., Babyak, M.A. *et al.* (2003) Depression as a risk factor for mortality after coronary artery bypass surgery. *Lancet*, **362**, 604–609.

[68] Lichtman, J.H., Bigger, J.T., Blumenthal, J.A. *et al.* (2008) Depression and coronary heart disease: recommendations for screening, referral, and treatment. *Circulation*, **118**, 1768–1775.

[69] Whang, W. and Davidson, K.W. (2009) Is it time to treat depression in patients with cardiovascular disease? *Circulation*, **120**, 99–100.

[70] Frasure-Smith, N., Lespérance, F., Habra, M. *et al.* (2009) Elevated depression symptoms predict long-term cardiovascular mortality in patients with atrial fibrillation and heart failure. *Circulation*, **120**, 134–140.

[71] Arnold, S.V., Spertus, J.A., Ciechanowski, P.S. *et al.* (2009) Psychosocial modulators of angina response to myocardial ischemia. *Circulation*, **120**, 126–133.

[72] Koopmans, B., Pouwer, F., de Bie, R.A. *et al.* (2009) Associations between vascular co-morbidities and depression in insulin-naive diabetes patients: the DIAZOB Primary Care Diabetes study. *Diabetologia*, **52**, 2056–2063.

[73] Chen, Y.S., Wu, S.C., Wang, S.Y., and Jaw, B.S. (2003) Depression in chronic haemodialysed patients. *Nephrology*, **8**, 121–126.

[74] Vileikyte, L., Leventhal, H., Gonzalez, J.S. *et al.* (2005) Diabetic peripheral neuropathy and depressive symptoms. *Diabetes Care*, **26**, 2378–2383.

[75] Brands, A.M.A., Biessels, G.J., de Haan, E.H.F. *et al.* (2005) The effects of type 1 diabetes on cognitive performance. *Diabetes Care*, **28**, 726–735.

[76] Munsen, G., Jacobson, A.M., Ryan, C.M. *et al.* (2008) The impact of diabetes and its treatment on cognitive function among adolescents who participated in the DCCT. *Diabetes Care*, **31**, 1933–1938.

[77] Jacobson, A.M., Musen, G., Ryan, C.M. *et al.* (2007) Long-term effect of diabetes and its treatment on cognitive function. *N. Engl. J. Med.*, **356**, 1842–1852.

[78] Bruehl, H., Rueger, M., Dziobek, I. *et al.* (2007) Hypothalamic-

pituitary-adrenal axis dysregulation and memory impairments in type 2 diabetes. *J. Clin. Endocrinol. Metab.*, **92**, 2439–2445.

[79] de Galan, B.E., Zoungas, S., Chalmers, J. *et al.* (2009) Cognitive function and risks of cardiovascular disease and hypoglycaemia in patients with type 2 diabetes: the ADVANCE trial. *Diabetologia*, **52**, 2328–2336.

[80] Katon, W., Lin, E.H.B., and Ciechanowski, P. (2010) Comorbid depression is associated with an increased risk of dementia diagnosis in patients with diabetes: a prospective cohort study. *J. Gen. Intern. Med.*, **25**, 423–429.

[81] Gonder-Frederick, L.A., Zrebiec, J.F., Bauchowitz, A.U. *et al.* (2009) Cognitive function is disrupted by both hypo- and hyperglycemia in school-aged children with type 1 diabetes: a field study. *Diabetes Care*, **32**, 1001–1006.

[82] Ludman, E.J., Katon, W., Russo, J. *et al.* (2004) Depression and diabetes symptom burden. *Gen. Hosp. Psychiatry*, **26**, 430–436.

[83] Lin, E.H.B., Katon, W., Von Korff, M. *et al.* (2004) Relationship of depression and diabetes self-care, medication adherence, and preventive care. *Diabetes Care*, **27**, 2154–2160.

[84] U.S. Preventative Services Task Force (2009) Screening for depression in adults: U.S. Preventative Services Task Force recommendation statement. *Ann. Intern. Med.*, **151**, 784–792.

[85] Pignone, M., Gaynes, B.N., Rushton, J.L. *et al.* (2002) Screening for depression; systematic evidence review. Agency for Healthcare Research and Quality, Rockville.

[86] Pignone, M.P., Gaynes, B.N., Rushton, J.L. *et al.* (2002) Screening for depression in adults, a summary of the evidence for the U.S. Preventative Services Task Force. *Ann. Intern. Med.*, **136**, 765–776.

[87] O'Connor, EA., Whitlock, EP., Gaynes, BN., and Beil, TL. (2009) Screening for depression in adults and older adults in primary care: an updated systematic review. Agency for Healthcare Research and Quality, Rockville.

[88] Ryan, C.M., Freed, M.I., Rood, J.A. *et al.* (2006) Improving metabolic control leads to better working memory in adults with type 2 diabetes. *Diabetes Care*, **29**, 345–351.

[89] Cox, D., Cox, D.J., Ford, D. *et al.* (2009) Driving mishaps among individuals with type 1 diabetes: a prospective study. *Diabetes Care*, **32**, 2177–2180.

[90] O'Connor, E.A., Whitlock, E.P., Beil, T.L., and Gaynes, B.N. (2009) Screening for depression in adult patients in primary care settings: a systematic evidence review. *Ann. Intern. Med.*, **151**, 793–803.

[91] Boyer, E.W. and Shannon, M. (2005) The serotonin syndrome. *N. Engl. J. Med.*, **352**, 1112–1120.

[92] Rush, A.J., Trivedi, M.H., Wisniewski, S.R. *et al.* (2006) Acute and longer-term outcomes in depressed outpatients requiring one or several treatment steps: a STAR*D report. *Am. J. Psychiatry*, **163**, 1905–1927.

[93] Williams, J.W., Jr., Mulrow, C.D., Chiquette, E. *et al.* (2000) A systematic review of newer pharmacotherapies for depression in adults: evidence report summary. *Ann. Intern. Med.*, **132**, 743–756.

[94] Gurley, B., Swain, A., Williams, D.K. *et al.* (2008) Gauging the clinical significance of P-glycoprotein-mediated herb-drug interactions: comparative effects of St. John's wort, Echinacea, clarithromycin, and rifampin on digoxin pharmacokinetics. *Mol. Nutr. Food Res.*, **52**, 772–779.

[95] de Abajo, F.J., Rodriguez, L.A., and Montero, D. (1999) Association between selective serotonin reuptake inhibitors and upper gastrointestinal bleeding: population based case-control study. *BMJ*, **319**, 1106–1109.

[96] van Walraven, C., Mamdani, M.M., Wells, P.S., and Williams, J.I. (2001) Inhibition of serotonin reuptake by antidepressants and upper gastrointestinal bleeding in elderly patients: retrospective cohort study. *BMJ*, **323**, 655–658.

[97] Dalton, S.O., Johansen, C., Mellemkjaer, L. *et al.* (2003) Use of selective serotonin reuptake inhibitors and risk of upper gastrointestinal tract bleeding: a population-based cohort study. *Arch. Intern. Med.*, **163**, 59–64.

[98] Richards, J.B., Papaioannou, A., Adachi, J.D. *et al.* (2007) Effect of selective serotonin reuptake inhibitors on the risk of fracture. *Arch. Intern. Med.*, **167**, 188–194.

[99] Lustman, P.S., Clouse, R.E., and Carney, R.M. (1988) Depression and the reporting of diabetes symptoms. *Int. J. Psychiatry Med.*, **18**, 295–303.

[100] Ciechanowski, P., Katon, W., Russo, J., and Hirsch, I. (2003) The relationship of depressive symptoms to symptom reporting, self-care and glucose control in diabetes. *Gen. Hosp. Psychiatry*, **25**, 246–252.

[101] Spitzer, R., Kroenke, K., and Williams, J. (1999) Validation and utility of a self-report version of PRIME-MD: the PHQ primary care study. Primary care evaluation of mental disorders. Patient Health Questionnaire. *JAMA*, **282**, 1737–1744.

[102] Polonsky, W.H., Fisher, L., Earles, J. *et al.* (2005) Assessing psychosocial stress in diabetes. *Diabetes Care*, **28**, 626–631.

[103] Anderson, R.M. (1985) Is the problem of compliance all in our heads?

Diabetes Educ., **11**, 31–34.

[104] Kilbourne, A.M., Reynold, C.F., Good, B. *et al.* (2005) How does depression influence diabetes medication adherence in older patients? *Am. J. Geriatr. Psychiatry*, **13**, 202–210.

[105] Chao, J., Nau, D.P., Aikens, J.E., and Taylor, S.D. (2005) The mediating role of health beliefs in the relationship between depressive symptoms and medication adherence in persons with diabetes. *Res. Social Adm. Pharm.*, **1**, 508–525.

[106] Colton, P.A., Olmsted, M.P., Daneman, D. *et al.* (2004) Disturbed eating behavior and eating disorders in preteen and early teenage girls with type 1 diabetes: a case controlled study. *Diabetes Care*, **27**, 1654–1659.

[107] Crow, S., Kendall, D., Praus, B., and Thuras, P. (2000) Binge eating and other psychopathology in patients with type II diabetes mellitus. *Int. J. Eat. Disord.*, **30**, 222–226.

[108] Jones, J.M., Lawson, M.L., Daneman, D. *et al.* (2000) Eating disorders in adolescent females with and without type 1 diabetes: cross sectional study. *BMJ*, **320**, 1563–1566.

[109] Peveler, R.C., Bryden, K.S., Neil, H.A.W. *et al.* (2005) The relationship of disordered eating habits and attitudes to clinical outcomes in young adult females with type 1 diabetes. *Diabetes Care*, **28**, 84–88.

[110] Morse, S., Ciechanowski, P.S., Katon, W.J., and Hirsch, I. (2006) Isn't this just bedtime snacking? The potential adverse effects of night eating symptoms on treatment adherence and outcomes in patients with diabetes. *Diabetes Care*, **29**, 1800–1804.

[111] Pomerleau, C.S., Aubin, H.J., and Pomerleau, O.F. (1997) Self-reported alcohol use patterns in a sample of male and female heavy smokers. *J. Addict. Dis.*, **16**, 19–24.

[112] Hall, S.M., Muñoz, R.F., Reus, V.I., and Sees, K.L. (1993) Nicotine, negative affect, and depression. *J. Consult. Clin. Psychol.*, **61**, 761–767.

[113] Haire-Joshu, D., Heady, S., Thomas, L. *et al.* (1994) Depressive symptomatology and smoking among persons with diabetes. *Res. Nurs. Health*, **17**, 273–282.

[114] Ciechanowski, P., Katon, W.J., and Russo, J.E. (2000) Depression and diabetes: impact of depressive symptoms on adherence, function and costs. *Arch. Intern. Med.*, **160**, 3278–3285.

[115] Egede, L.E., Zheng, D., and Simpson, K. (2002) Comorbid depression is associated with increased health care use and expenditures in individuals with diabetes. *Diabetes Care*, **25**, 464–470.

[116] Ciechanowski, P., Katon, W., Russo, J. *et al.* (2006) Where is the patient? The association of psychosocial factors with missed primary

care appointments in patients with diabetes. *Gen. Hosp. Psychiatry*, **28**, 9–17.

[117] Jacobson, A.M., Adler, A.G., Derby, L. *et al.* (1992) Clinic attendance and glycemic control. Study of contrasting groups of patients with IDDM. *Diabetes Care*, **14**, 599–601.

[118] Karter, A.J., Parker, M.M., Moffet, H.H. *et al.* (2004) Missed appointments and poor glycemic control: an opportunity to identify high-risk diabetic patients. *Med. Care*, **42**, 110–115.

[119] Hammersley, M.S., Holland, M.R., Walford, S., and Thorn, P.A. (1985) What happens to defaulters from a diabetic clinic? *BMJ*, **292**, 1330–1332.

[120] Corsi, A., De-Castro, A., Ghisoni, G. *et al.* (1994) Reasons for patient dropout in attendance at diabetes clinics and evaluation of quality of care. *G. Ital. Diabetol.*, **14**, 239–242.

[121] Griffin, S.J., (1998) Lost to follow-up: the problem of defaulters from diabetes clinics. *Diabet. Med.*, **15** (Suppl. 3), S14–S24.

[122] Ciechanowski, P., Katon, W., and Russo, J. (2005) The association of depression and perceptions of interpersonal relationships in patients with diabetes. *J. Psychosom. Med.*, **58**, 139–144.

[123] Ciechanowski, P., Russo, J., Katon, W. *et al.* (2004) Influence of patient attachment style on self-care and outcomes in diabetes. *Psychosom. Med.*, **66**, 720–728.

[124] Mollema, E.D., Snoek, F.J., Adèr, H.J. *et al.* (2001) Insulin-treated diabetes patients with fear of self-injecting or fear of self-testing: psychological comorbidity and general well-being. *J. Psychosom. Res.*, **51**, 665–672.

[125] Ciechanowski, P.S., Katon, W.J., Russo, J.E., and Walker, E.A. (2001) The patient-provider relationship: attachment theory and adherence to treatment in diabetes. *Am. J. Psychiatry*, **158**, 29–35.

[126] Katon, W. and Unützer, J. (2006) Collaborative care models for depression: time to move from evidence to practice. *Arch. Intern. Med.*, **166**, 2304–2306.

[127] Williams, J.W. Jr., Katon, W., Lin, E.H.B. *et al.* (2004) The effectiveness of depression care management on diabetes-related outcomes in older patients. *Ann. Intern. Med.*, **140**, 1015–1024.

第 6 章

抑郁症和糖尿病：社会人口学、文化方面以及公共卫生的影响

Juliana Chan，Hairong Nan，Rose Ting

张小梅　译

　　"文化"这个词可用来界定社会群体的共有生活模式词语。文化可能是持续变化的。社会的冲突与科技的发展可以通过改变社会动力和促进新的文化模式而引发社会变化。文化观念可通过文化适应的过程在社会间转移，移民者由此可接纳一种新的文化态度、价值观、风俗、信念和行为。即使在同一族群，不同年龄、性别或居住区域的人们也可能拥有不同的文化。文化因素可能影响糖尿病和抑郁症等疾病的表现、流行病学、治疗模式和结局。

　　据估算，1985 年，全球仅有 3 000 万糖尿病患者。2000 年，糖尿病患者超过 1.5 亿。2007 年，在国际糖尿病联盟（IDF）成员国中，大约 7.3％的 20～79 岁的成人患有糖尿病。到 2025 年，预计糖尿病患者将增至 3.8 亿[1]。在发达国家，85％～95％的糖尿病患者为 2 型糖

尿病患者，然而在发展中国家，2 型糖尿病所占比例还要更高。

随着城市化不断发展，数百万人口生活在城市或周边地区。城市化对健康的影响也受到不断发展的商业化、文化适应过程以及快速变化的生活方式的调节。这些影响包括摄取高热量、高脂肪、高盐和低纤维的饮食，婴儿喂养习惯改变，体力活动减少，以及过度拥挤和环境污染[2]。

来自对美国和加拿大原住民社区、太平洋和印度洋岛屿人群以及印度和澳大利亚原住民社区的研究表明，糖尿病在非欧洲人口中的流行最难控制。

在中国，社会经济的发展带来了人民生活方式的显著改变，糖尿病正在成为一个重要的公共卫生问题[4]。糖尿病的患病率从 20 世纪 80 年代早期的 1% 增长到了 20 世纪 90 年代中期的 4.5% 和晚期的 5.5%[5-7]，相比于其他城市，在北京、上海和广州这样的大城市中，糖尿病的患病率更高[8-11]。在 2007—2008 年进行的一项全国调查中，据估计，中国的糖尿病患病率为 10%，其中，中年男性以及教育水平和社会经济状况低下且肥胖的个体是主要的风险群体。重要的是，已观察到，青年至中年群体的患病率增长最快，这将导致越来越多的年轻人出现或处于残疾和过早死亡的风险中（Yang W. Y.，个人交流）。

相似的是，在印度，由于农村地区的社会经济变迁，情况也在快速变化。经济状况的改善已导致饮食习惯显著改变和体力活动减少，这很可能会使存在遗传易感性的人群患上糖尿病，他们对年龄、体重指数和上身肥胖等危险因素的阈值更低证实了这一点。2005 年，印度有 3 300 万糖尿病患者，其中一半来自城市[12]。据国际糖尿病联盟（IDF）的数据，印度的糖尿病患病率将从 2007 年的 6.2％增加至 2025 年的 7.6％[13]。最近的流行病学数据显示，在糖尿病患病率上，城市与农村间的差距正在缩小，随着代谢综合征和糖尿病前期的比例增加，这些人口处于发生糖尿病及其并发症的高风险中[12]。

抑郁症是 2 型糖尿病发病的独立危险因素。另一方面，糖尿病患者出现抑郁症的远期风险也增加。抑郁症状影响到约 1/4 的糖尿病人群，并与代谢控制不良、药物治疗和饮食依从性差、生活质量下降以及医疗保健支出增加有关[14-15]。在 2 型糖尿病个体中，轻度和重度抑郁症状与死亡率的增加高度相关[16]。在 1 型或 2 型糖尿病患者中，抑郁症的出现与糖尿病视网膜病变、肾病、神经病变、大血管并发症和性功能障碍的发生风险增加有关。在对西班牙裔人口进行的老年流行病学研究中，有严重抑郁症状的糖尿病患者的死亡率比没有抑郁症状者高出 3.84 倍[18]。来自同一队列的纵向数据显示，糖尿病和抑郁症对过早死亡率增加、更早出现大/微血管并发症以及日常活动障碍等风险存在累加效应。在对性别、年龄、教育、文化适应和婚姻状态等社会人口学特征调整后，这些风险之间的关联仍然显著[19]。

女性与抑郁症和糖尿病

女性无论是否患有糖尿病，无论种族，均存在抑郁症的高风险。应对任何应激事件时女性患抑郁症的可能性都要比男性高出 3 倍[20]。在一项荟萃分析中，Anderson 等人[21]报告，女性糖尿病患者中抑郁症的患病率为 27％，而男性中为 18％。这种性别差异在青少年中也很明显[22]。Keita 总结了女性患抑郁症的危险因素。相比于男性，女性经历的负性生活事件更多，例如，躯体和性虐待、贫穷、歧视和更容易依赖他人[23]。女性也要经历特有的生命阶段，例如，妊娠和绝经，有可能因激素和环境因素相互作用而发生出现抑郁症。育龄女性经历抑郁发作的风险升高。10％～20％的女性经历过产后抑郁[24]。

妊娠期糖尿病、母亲心理上的痛苦以及围生期抑郁之间的关系仍然存在争议。在一项对 100 名有糖尿病或糖耐量异常（IGT）的孕妇进行的研究中，虽然患有糖尿病的孕妇在妊娠晚期（大约 30 孕周）进行的第一次评估时焦虑水平更高，但这种差异在分娩前和产后就不复存在了[25]。

另一项研究纳入了 11 024 名孕妇，在 657 名有孕前糖尿病或妊娠期糖尿病的女性中，15.2％在孕期或产后出现了抑郁症。在没有糖尿病的女性中此比例为8.5％。在对年龄、种族、分娩年龄和出生孕周进行调整后，患有糖尿病的女性在围生期经历抑郁的比例是无糖尿病者的近2倍[26]。

老年人与抑郁症和糖尿病

随着人口的日益老龄化，糖尿病的患病率可以预料会上升，并对老年人的健康影响越来越大。一些研究者认为，老龄化和快速的文化适应可导致生长激素和性类固醇减少以及应激激素系统的激活。这些激素的改变会造成机体成分异常，内脏脂肪沉积增多，心脏代谢的风险增加[27]。有些学者还报告，抑郁症状与下丘脑-垂体-肾上腺（HPA）轴的激活[28]和炎症反应增加存在关联[28-31]。一些2型糖尿病患者据报告血清皮质醇和尿儿茶酚胺水平均升高[32-34]。除了糖尿病和抑郁症共有的常见通路外，糖尿病控制不良可造成微/大血管并发症、认知损害、过多的皮肤问题以及跌倒的风险增加，其中跌倒还与老年人的抑郁症以及生活质量的下降独立相关[35]。

在老年人，影响抑郁症的躯体、认知、心理和社会因素之间存在着复杂的交互作用。躯体障碍、养老机构化、躯体依赖和痴呆均与老年人抑郁症的高风险相关，由于老年人拥有更丰富的生活经验和更健康的应对技巧，相比于年轻人群，负性生活事件、神经质和社会依附等对于老年人的抑郁症是较为次要的因素。

长期强化血糖控制能够改善老年人的痴呆状况、记忆、精力、体力活动、情绪和生活质量。鉴于糖尿病的发病年龄越来越低，血糖控制的早期成效将带来长期获益，不仅可以减少躯体残障，还可以预防老年期抑郁。因此，对个体化治疗目标、管理策略以及合理用药的重要性无论怎样强调都不为过[35]。

社会经济状况与抑郁症和糖尿病

社会经济地位低下是抑郁症和 2 型糖尿病的共同危险因素[36-38]。抑郁症个体因热量摄入增加和不运动更有可能吸烟和体重增加[39-41]。这些心理和行为因素的相互作用增加糖尿病和相关并发症的风险，尤其是大血管病变[17]。躯体疾病的严重程度也潜在地负面影响心理状态，心理状态又影响躯体健康，从而形成恶性循环。

社会经济地位、心理社会因素和糖尿病之间的关系复杂。社会经济状况可能通过与心理社会途径不相关或间接相关的方面对糖尿病的发展产生影响，例如，不健康的生活方式。在发达和发展中地区，社会经济状况与慢性疾病的关系常是相反的[38,42-43]。在资源匮乏地区，个人财富高可能导致肥胖和糖尿病。相反，在发达国家，社会经济状况低下常与医疗保险缺乏、预防保健欠佳、生活方式不健康和保健的可及性差有关，这些均增加糖尿病和相关并发症的风险。其他社会不利因素和负性生活事件可导致高应激状态并引起症状，例如，抑郁、焦虑和敌意。这些危险因素的复杂相互作用可解释低下的社会经济状况、不良的躯体和心理健康的高聚集性。此外，在贫穷和医疗卫生水平低下的环境中生活，慢性应激可以和逐渐恶化的社会经济状况形成恶性循环，导致失业、经济困难和躯体依赖性。

在一项基于人群的 23 年的随访研究中[44]，由重性抑郁障碍所致的 2 型糖尿病发生风险增加持续终生，这种风险不依赖于健康行为、体重指数和糖尿病家族史，但教育是此种风险关联中的重要调节因素。在对年龄、性别、种族、吸烟状况、酒精使用、体重指数、糖尿病家族史和社交网络进行调整后，相比于教育程度高且从未有重性抑郁障碍的个体，那些有重性抑郁障碍且教育程度低的个体患糖尿病的风险要高出 4.10 倍（95％CI：1.84，9.16）。

Skodova 等人[45]分析了 12 项经验性研究——它们均描述了心血管危险因素的社会经济方面的决定因素，他们发现，由教育等级、职业或收入反映的社会经济状况与心血管疾病的风险增加有关。社会经济状况低下还与敌意和抑郁、缺乏社会支持、不良的健康观念以及缺乏乐观的态度有关。目前仍需进行更多深入的研究探讨诸多因素，例如，社交网络和家庭凝聚力对糖尿病和心血管并发症风险的影响。

鉴于社会经济决定因素对糖尿病和心血管疾病的重要性，除了传统的生物医学因素外，主张应用整合的方法处理心理和社会经济的健康决定因素的呼声越来越多。InterHeart 研究[46]提供了在决定心血管疾病中心理社会和社会经济危险因素的普遍使用性的支持性证据。这项大规模研究包含来自 52 个国家的多个族群的 24 767 名参加者，33％的人口急性心肌梗死的归因风险可用与社会经济和生活方式相关的变量解释[46]。尽管有这种流行病学证据，但处理心理因素或改善社会经济状况对临床结局和生活质量的影响仍不清楚。

移民与抑郁症和糖尿病

移居过程可成为抑郁症的促发因素。若干研究已表明，由于多种因素，在移民中抑郁症高发[47-49]。移民就要离开他们的原始居住地，这意味着移民失去了与他们的家庭、朋友和社会联系的纽带与支持。当到达一个新的地方时，由于他们原来的文化和新地方文化间的差异，他们面临着多种应激。这些应激包括文化冲击（对陌生情境的应激反应）和文化冲突。如果移民对在新的环境中将取得的成就抱有不切实际的期望，那么他们会非常痛苦。最终，当在新的环境中生活了足够长的时间，移民自身的文化会逐渐被主流文化所同化，即所谓的文化适应。当文化适应是发生在非自愿的基础上时，移民就可能产生强烈的情感上的痛苦，从而引起社交隔离和低自尊。另一方面，移民可以给移民者带来积极的心理上的影响，特别是对那些认同主流文化积极方面的移民者来说[50]。

在城市化和现代化期间，移民到不同种族者与糖尿病的患病率增加有关。

图 6.1 显示了与生活在不同地区同一族群的非移民相比，移民中糖尿病的患病率要高出 10～40 倍。有三个主要因素影响这个现象。与移民相关的城市化导致了饮食模式的重大改变，常常以高能量食物、饱和脂肪和单糖的高摄入以及膳食纤维、水果和蔬菜的低摄入为特征。体力活动不足通常发生在现代化之后，更少从事劳动密集型工作且越来越多转变为久坐的生活方式。营养的改变和身体的不活动使人们处于肥胖、代谢综合征和糖尿病的高风险中。最终，移民要面对多种可能导致适应不良反应的应激，例如，过度吸烟和酒精摄入，这些在日后均可引发糖尿病[51]。

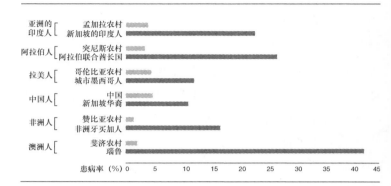

图 6.1　2007 年部分族群 2 型糖尿病的患病率（由国际糖尿病联盟估算）

与种族相关的文化的影响

非洲祖籍的群体

相对于对应的同龄高加索人，非洲祖籍的群体的糖尿病并发症的患病率更高且更严重。在一项荟萃分析中，非裔美国人比非西班牙裔高加索人的糖化血红蛋白（HbA1c）高出 0.65%[52]。鉴于 HbA1c 每降低 1% 与任意糖尿病相关终点的风险降低 21%[53]，0.65% 的 HbA1c 差异就具有临床意义。在追踪这项发现时，相对于相应的高加索人，非裔美国人有更高的糖尿病视网膜病变患病率，更可能出现慢性肾病以及需要透析的终末期肾衰竭[54-57]。

引起糖尿病控制和结局的种族间差异的原因是多方面的。非裔美国人的健康观念普遍比高加索人更差。Chin 等人发现，美国非裔老年人经常报告有本应就诊但未就诊的健康问题[58]。此外，相对于高加索人，他们的医疗保险率更低，可及性差[52]，导致诊治延误。相对于相应的高加索人，非裔美国人进行 HbA1c 检测、糖尿病视网膜病变的筛查[58-59]和服用处方药[60]的可能性更小。

在非裔美国人中，缺乏社会支持、存在躯体疾病和教育水平低下是严重抑郁症状的最重要预测因子[61]。其他应激源，例如，针对非裔人士的种族主义态度和歧视行为，也使这个族群易患精神障碍[62]。对抑郁症病因的误解阻碍了这个族群中抑郁症患者的早期识别和治疗。许多非裔美国人认为抑郁症是个人弱点而不是健康问题，带有强烈的否认和感知到的病耻感。这些态度经常导致他们对医生的不信任、较少使用精神卫生服务，并且他们对抗抑郁药物治疗的依从性较低（表 6.1）[63-68]。

表 6.1　非洲人、亚洲人和拉丁美洲人的糖尿病和抑郁症特征

	非洲人	亚洲人	拉丁美洲人
糖尿病	高患病率 比高加索人有更多的糖尿病并发症 患者或保健人员对疾病的监测不频繁 保健服务的可及性差	低体重指数，尽管疾病的患病率高 腹型肥胖并不少见 从传统饮食转变为西式饮食的快速变化	高患病率 比高加索人有更多的糖尿病并发症 相信"失魂落魄" 依赖草药治疗 保健服务的可及性差
抑郁症	缺乏社会支持 教育水平低下 种族主义 病耻感 对抑郁症的误解	被频繁的躯体化掩盖 病耻感 家庭支持 承受苦难的决心	社会经济状况低下 种族主义 文化适应不良 接受治疗率低 家庭支持

亚洲人群

在亚洲，糖尿病的流行被认为是基因和环境因素的复杂的相互作用的结果。对于同一体重指数，亚洲人比非亚洲人有更高的身体脂肪比例，腹型肥胖（腰围和腰臀比均增加）普遍存在，尤其在南亚，这可导致胰岛素抵抗[69-70]。这些身体构成上的差异和胰岛素抵抗上的差异可与早期胰岛素分泌能力降低相互作用，从而导致葡萄糖不耐受[71]。在过去的二十年中，亚洲经历了惊人的经济发展和城市化过程，其膳食结构已从传统饮食快速

地转变为高热量、高动物脂肪和低纤维[70,72-75]的"西化饮食"，这被认为是亚洲儿童期肥胖的流行率上升以及越来越多的糖尿病早发的主要原因。

不断升高的糖尿病患病率意味着糖尿病并发症包括抑郁症的流行正在迫近。亚裔和非亚裔在抑郁症、应激调适和心理症状表达等健康观念上存在着很大的文化差异。许多亚洲国家（特别是远东的亚洲国家）由于历史原因与中国具有相似的文化背景。因此，从文化视角理解中国人中的抑郁症可以为了解其他亚洲人群提供某些借鉴。

一些流行病学研究报告显示，与高加索人相比，中国人抑郁症发病率更低[76-80]。然而，这些研究可能估计不足，因为中国人往往以头痛、腹痛和疲劳等躯体症状表达心理上的痛苦。汉语的许多语言表达并不区分躯体主诉和情感痛苦。因此，感到抑郁的个体经常向医生报告躯体症状[81-85]。此外，许多中国人并不认为情绪疾病是一种病，因此，患抑郁症的个体不大可能去寻求医疗建议或精神科服务。最后，同样重要的是，中国文化认为抑郁是一种性格缺陷并可能给家庭带来耻辱，这就降低了抑郁症被早期识别的可能性。由于这些文化因素，Parker 等人[81]建议访谈者可以由开放式问题转为特异性问题以便发现中国人的抑郁症状。

在中国人中，包括那些不住在中国的华裔中，抑郁症的病耻感格外严重。Hsu 等人[86]让 50 位生于中国以外的华裔美国人阅读五个案例片段并由此评估他们的病耻感观念，包括糖尿病、重性抑郁障碍、躯体形式抑郁、精神病性抑郁和病因不明的发热，要求他们对包含六个病耻感因子的 25 个陈述做出反应。相比于 50 位美国高加索人，无论年龄、性别或受教育水平，华裔美国人的躯体和精神疾病的病耻感因子得分均明显更高。在精神障碍中，相比于重性抑郁障碍和精神病性抑郁，躯体形式的抑郁在华裔美国人中的病耻感更少。

尽管如此，中国的社会文化因素又可能使糖尿病患者有效预防抑郁症。许多中国人从小就被培养要坚定地承受艰难状况和忍受痛苦的境遇[81]。受到儒家思想的深刻影响，中国人非常重视家庭的幸福和稳定，并且常常避免公开的冲突以维持家庭凝聚力与和谐。有鉴于此，慢性疾病管理（包括对糖尿病和抑郁症的管理）被发现在组织有序、冲突少、凝聚力强和成员关系稳定的家庭中更为有效（表 6.1)[87-89]。

西班牙裔人群

西班牙裔人群或拉丁美洲裔人群，无论种族，均是古巴、墨西哥、波多黎各、多米尼加、南美洲或中美洲或其他西班牙文化发源地人群。他们共同构成了异源性群体但共享相似的核心文化观念与价值观。在美国，西班牙裔人口构成第二大族群，占 13.7％的人口。至 2050

年，西班牙裔将占美国人口的 25%[90]。

糖尿病的患病率在西班牙裔美国人中约为 9.8%，而在美国高加索人中为 5.5%。在其他正在经历飞速变迁的人口中一样，基因和环境因素之间的复杂的交互作用可能促成了西班牙裔美国人中肥胖和早发糖尿病的高患病率[91-92]。除了久坐的生活方式，过多的热量和脂肪的摄入[93-94]、低下的社会经济状况和受教育程度是西班牙裔美国人糖尿病发病的其他危险因素[95]。

西班牙裔美国人比对应的高加索人有更高的糖尿病并发症发生率[96]，包括视网膜病变、肾功能不全和周围神经病变[54,57,97-98]；这可能与血糖控制不良[99]、受教育水平低下和高质量的医疗保健的可及性差有关。其他研究还显示，西班牙裔美国人不大可能得到医生的访视、自我管理课程或接受散瞳检查[100-101]。许多西班牙裔美国人很少或从不自我监测血糖[95]，并且他们对传统的高热量、高脂肪西班牙食物的钟爱可能是坚持健康饮食习惯的又一障碍[102]。

西班牙裔成年人相信"失魂落魄"（susto）增加人们对糖尿病的易感性。失魂落魄的意思是"意外的惊恐"，发生于某个特定的惊吓事件中。其情绪可以是害怕、悲伤、抑郁或喜悦[103-104]。一旦患上糖尿病，相比于对应的高加索人，西班牙裔美国人更倾向于报告疲劳和心境改变。与中国人相似，西班牙裔强调治疗期间的家庭支持，然而，有些西班牙裔亚群体相信体重减轻不重要甚至是有害的。他们通常更喜欢用草药治疗，并对胰岛素治疗持有负面态度，他们认为胰岛素治疗预示着糖尿病相关并发症的起病[105]。

在非糖尿病和糖尿病的西班牙裔中，抑郁症的患病率均与高加索人类似[106]。抑郁症的危险因素包括：社会经济状况低下、种族主义；经济、职业和社交的窘境；在文化适应和受到歧视的过程中难以适应。但是，他们在强有力的家庭关系以及人际关系中的轻松自如，从某些程度上来说，又让他们远离抑郁症[106-107]。

类似于非裔美国人，无论其保险和社会人口学状况，西班牙裔的抑郁症治疗率都要更低[68,108-109]。他们对抑郁症没有充足的知识且态度也不尽相同，同时更不可能寻求积极的治疗。因此，需要采用文化敏感的教育策略使患者及其家人了解这些疾病，以便改变他们的态度和社会规范，从而改善他们的心境和行为（表 6.1）。

缩小不同文化背景人口之间健康差距的方法

由于社会经济水平低下的社区，包括少数民族群体，正在遭受糖尿病和抑郁症带来的过重的负担，因此，针对这些高危群体的有效治疗和干预手段对于减少健康结局的种族差异至关重要。然而，此类干预策略需要考虑到这些社区的不同文化背景。虽然经常提倡利用针对患者、保健提供者和卫生系统的多层次评估以减少健康结局的差异，但仍然缺乏有关此类干预的实施和成本效益的数据。

有一些证据支持使用针对患者（主要通过适合文化的定制项目）、保健提供者（特别是通过一对一反馈和教育）以及卫生系统（尤其是通过个案管理护士和临床护士或电话随访咨询）的干预手段[110-113]。在糖尿病和抑郁症等慢性疾病患者中，使用同伴支持以促使其行为改变和管理负性情感的方法已得到国际上的关注。由于这些流行病遍及全世界，要发起这些全球同伴支持项目仍然是一个巨大的挑战。然而，如果建立一个同伴支持的全球网络，则可以发现其对不同文化和环境中医疗的贡献。这样的网络在社区和卫生专业人员中对于文化、家庭、邻里和卫生保健系统如何塑造同伴支持系统上增强糖尿病知晓度颇具潜力[114]。

卫生保健提供者是卫生保健质量和结局的重要决定因素。基于少数民族文化需求培训卫生保健提供者可以减少治疗期间临床上的障碍（尽管有临床指征但缺乏治疗强化）[110]。对服务提供者的干预主要通过教育活动来实现。这些教育包括文化胜任力训练、发布实践指南、继续医学教育、计算机化决策支持提示系统、基于问题的学习和自身反馈[115-117]。这些干预手段已显示在卫生保健人员保持行为改变的自身反馈以及改善糖尿病的健康结局方面是成功的[115-117]。

卫生保健系统层面的干预包括使用疾病管理和非医生提供者提供保健服务。一些研究表明，使用注册护士提供保健可显著改善糖尿病人群的临床结局[118-120]。在美国，一项研究在低收入糖尿病患者中评估了由患者使用自动的、自我辅助电话疾病管理系统并由护士电话随访作为改善包括 HbA1c、精神健康、自我效能、服务满意度和健康相关的生活质量等结局指标的策略。研究者招募了 280 位正在使用降糖药并在县级卫生系统中接受治疗的使用英语或西班牙语的成年糖尿病患者。患者被随机分配到常规治疗组（对照组）和接受干预治疗组，其中干预治疗包括常规治疗加上两周一次的自动评估和护士用电话随访进行的自我保健教育。12 个月时评估包括问卷调查的自我护理、主观感知的血糖控制情况、症状以及 HbA1c 水平等结局。与对照组相比，在随访中，干预组患者报告的抑郁症状更少（$P = 0.023$），实施自我护理活动的自我效能更高（$P = 0.006$），并且因病卧床天数更少（$P = 0.026$）；并且在这些患者中，HbA1c 水平比对照组低 0.3%，虽然没有显著的统计学意义。

另一些研究也表明，由药剂师主导的药物管理和患者教育项目有益于增加糖尿病知识和提高患者的满意度[112,121]。尽管已有这些正性结果，仍需把这些干预项目与临床服务链接或整合起来以避免服务脱节和重叠。而且由卫生专业人员进行的干预耗费人力和财力，这可能限制其在真正实践中的普及，特别是在资源少的地区。

使用受过训练的社区健康工作者和同伴支持者不失为一个克服不同族群的社会、文化和语言障碍的选择[110]。

当今，新媒体和互联网是有关健康和卫生政策相关信息的重要来源。它们可以通过在新闻报道中强调问题的原因、谁要对处理问题负责以及什么群体受到影响等特点来塑造公众的对于问题的观念。Gollus 和 Lantz[122]分析了 2005—2006 年间来自 19 份美国报纸的 698 篇新闻，他们发现，对 2 型糖尿病的主流解释是行为因素和肥胖。只有不到 12% 的文章描述了糖尿病中的社会决定因素、上游政策解决方案和服务不均等。少数民族中慢性疾病的不相称的巨大疾病负担以及社会经济贫困群体则很少被提及。这些发现提示，有可能应用大众传媒来提高对于不均等和慢性疾病社会决定因素的公众意识，同时发动公众支持改善全民健康的政策。

在一些发达国家中，媒体举行的活动包括网络和教育项目，如宣传抑郁症国家筛查日和世界糖尿病日等，以引导公众对待这些慢性疾病的意识和积极态度[123]。

除了健康促进，也常常宣传早期识别项目，特别当存在有效的筛查检测项目时。由于糖尿病和抑郁症经常共存，因此，鼓励卫生保健专业人员在糖尿病患者中筛查抑郁症或在抑郁障碍患者中筛查糖尿病/糖尿病前期[81-83,124]。在慢性疾病的治疗中，经常采用多科学团队和患者登记系统去实施和评估预防策略的有效性，包括由护士实施的患者教育和个案管理，由社区健康工作者实施的治疗流程和外展项目，以及小组访视、患者激励和持续质量改进计划[110,125]。系统性综述和荟萃分析均证实，由护士或药剂师等辅助医务人员向糖尿病、心力衰竭和心肾并发症等慢性疾病患者实施保健计划的益处。这些计划通常包括确保服务的连续性的电话咨询、医疗辅助人员的检查和定期评估[111-113]。

其他公众健康专家则建议采取同伴支持的方法改善糖尿病和抑郁症等慢性疾病患者的管理。在这一点上，同伴可通过与这些慢性疾病患者的日常接触进行辅助管理、提供社交和情感支持以及协助患者与临床治疗衔接实现三个重要功能。在这些原则指导下，项目可根据资源、支持系统、机构可行性以及患者的因素进行进一步调整[114]。虽然有报告显示了同伴支持的有利效益，但仍有多重挑战，包括促进同伴干预成为常规慢性治疗的一部分，将他们与卫生保健系统连接在一起以及对这些预防项目中同伴与家庭成员、卫生保健专业人员和其他社交网络的角色进行统筹[114]。尽管存在这些不确定，一项近期的随机研究中已经显示，在高危女性中采取同伴支持方法可以降低产后抑郁的发生率[126]。这些研究强调了护士和经过训练的同伴的价值，他们往往更加理解糖尿病和抑郁症患者的个体化需求。

健康维持机构强制实行的成本控制手段制约了早期识别项目的可用性以及患者对专业照顾和耐受性更佳的治疗手段的可及性。面对越来越多早年起病慢性疾病负担的不断增加，政策制定者面临的主要挑战是不降低医疗质量而控制医疗支出。

许多不健康的习惯是根深蒂固并广泛流行的，特别是在发展中地区，部分是由于受教育程度不高和不适宜的生活环境所致。不健康的生活方式不会孤立存在，是与人们出生、成长和生活的社会和自然环境密切相关的。因此，不可能通过单一干预手段解决由多种决定因素造成的健康差异[125]。另一方面，通过多部门的努力，使用各种手段才更可能改变生活方式、文化观念以及生活和工作环境，以促进和改善健康。

例如，要想控制抑郁症，就需要改善卫生保健的可及性、确保适当的评估、启动并完成治疗。重要的是，系统必须落实到位以确保这些治疗费用的合理支付[125]。一些最强有力的糖尿病干预措施是同时针对患者、卫生保健人员、机构和社区因素的[110]。为了促进适合当地需要的最佳实践的传播，需要开发中央系统去收集、评估和传播有关健康促进和疾病预防的信息。此外，必须给予医疗支付方（如医疗保险公司）和提供者激励，鼓励他们发展和支持在医院和诊所等传统医疗领域内外的"基于循证"的预防性活动。这样一个系统可以通过研究者、政策制定者、卫生保健管理者、卫生保健专业人员和患者之间的持续互动而壮大，最终完成研究、实践和政策之间的循环转化，从而获得更好的健康结局。

面向跨文化的健康需求的干预策略和研究方向

随着全球化和城市化的不断扩展，卫生保健提供者在治疗不同文化背景和社会环境下的抑郁症患者时将面临越来越多的挑战。因此，公共卫生的首要问题就是训练医生能够识别不同种族和文化背景的抑郁症的临床表现的异质性。然而，目前仅有几项研究比较了强调患有糖尿病和抑郁症的少数民族群体的特定需求的基于文化背景的干预方式和通用的质量促进项目以。在这里，需要处理与个体、社区和卫生保健机构相关的障碍。尽管缺乏证据，现有的理论上和实践上的理由可以让我们相信，这样的文化调整可以增强对这些患者对干预的有效性，并可能降低医疗的不公平性[125]。根据文化进行调整的教育材料和由受过培训的医疗人员进行的心理治疗，不管有无同伴支持，均能克服精神疾病的病耻感以及与歧视、种族主义和文化适应相关的应激。使用文化和语言上可以代表少数民族社区的种族匹配的卫生保健人员，提供翻译服务和符合当地文化的患者信息资料，使用延续服务和家访，均是解决跨文化医疗需求的手段。护士的传统培训要求其在团队工作中特别关注患者的需求，这使其成为实施文化适应性的预防和治疗项目的理想人选[125]。应对这种背景，评估糖尿病和/或抑郁症的预防项目的成本效益是一个新兴领域。同样，需要开发和验证预防性策略的使用，以满足具有不同文化背景和不同社会经济发展阶段的社区的多元化需求。

结语

糖尿病和抑郁症的双重负担，部分是由快速现代化和文化适应过程所驱动的，正在不断增加医疗支出、降低社会生产力以及导致个人和家庭的痛苦。这些疾病在经历着快速文化适应的非高加索人群体和生活在现代社会却不能享受主流医疗的原住民或少数民族群体正在广泛流行。特定文化的相关因素（如语言、信仰和习惯）、社会经济因素（如教育水平、就业、生活和工作环境）和医疗的可及性等都是造成健康不均衡的部分因素。

从公共卫生的角度来看，初级预防策略的目标是通过改变环境和健康促进的政策（如反对吸烟和营养标签运动）来降低全民对危险因素的暴露。在二级预防中，使用的策略是早期发现病例以实施干预。尽管有理论依据相信对于糖尿病和抑郁症等慢性疾病，文化适应性卫生服务和控制项目应该是有效的，但这些项目的实施和评估数据仍然不足。由于影响非高加索人群体的慢性疾病负担不断增加，急切需要此类数据以评估需求、强化能力并最终制定政策使这些干预项目可获得、可持续并可负担。

参考文献

[1] International Diabetes Federation. Diabetes prevalence. http://www.idf.org.

[2] Gracey, M. (2002) Child health in an urbanizing world. *Acta Paediatr.*, **91**, 1–8.

[3] Zimmet, P., Alberti, K.G., and Shaw, J. (2001) Global and societal implications of the diabetes epidemic. *Nature*, **414**, 782–787.

[4] Wild, S., Roglic, G., Green, A. *et al.* (2004) Global prevalence of diabetes: estimates for the year 2000 and projections for 2030. *Diabetes Care*, **27**, 1047–1053.

[5] National Diabetes Co-operative Study Group (1981) A mass survey of diabetes mellitus in a population of 300 000 in 14 provinces and municipalities in China. *Chinese J. Int. Med.*, **20**, 678–683.

[6] Wang, K., Li, T., and Xiang, H.D. (1998) Study on the epidemiological characteristics of diabetes mellitus and IGT in China. *Zhonghua Liu Xing Bing Xue Za Zhi*, **19**, 282–285.

[7] Gu, D., Reynolds, K., Duan, X. *et al.* (2003) Prevalence of diabetes and impaired fasting glucose in the Chinese adult population: International Collaborative Study of Cardiovascular Disease in Asia (InterASIA). *Diabetologia*, **46**, 1190–1198.

[8] Beijing Diabetes Research Cooperative Group (1982) The prevalence of diabetes mellitus in 40,000 population in Beijing with discussion on different criteria for its diagnosis. *Zhonghua Nei Ke Za Zhi*, **21**, 85–87.

[9] Diabetes Research Cooperation Group (2002) A survey of diabetes prevalence in middle aged and elderly Chinese from 12 areas of China. *Chin. J. Endocrinol. Metab.*, **18**, 280–284.

[10] Jia, W.P., Xiang, K.S., Chen, L. *et al.* (2002) Epidemiological study on obesity and its comorbidities in urban Chinese older than 20 years of age in Shanghai, China. *Obes. Rev.*, **3**, 157–165.

[11] Dong, Y., Gao, W., Nan, H. *et al.* (2005) Prevalence of type 2 diabetes in urban and rural Chinese populations in Qingdao, China. *Diabet. Med.*, **22**, 1427–1433.

[12] Ramachandran, A. (2005) Epidemiology of diabetes in India – three decades of research. *J. Assoc. Physicians India*, **53**, 34–38.

[13] International Diabetes Federation. Diabetes Atlas: South East Asian Region. http://www.idf.org.

[14] Lustman, P.J. and Clouse, R.E. (2005) Depression in diabetic patients: the relationship between mood and glycemic control. *J. Diabetes Complications*, **19**, 113–122.

[15] Goldney, R.D., Phillips, P.J., Fisher, L.J., and Wilson, D.H. (2004) Diabetes, depression, and quality of life: a population study. *Diabetes Care*, **27**, 1066–1070.

[16] Katon, W.J., Rutter, C., Simon, G. *et al.* (2005) The association of comorbid depression with mortality in patients with type 2 diabetes. *Diabetes Care*, **28**, 2668–2672.

[17] de Groot, M., Anderson, R., Freedland, K.E. *et al.* (2001) Association of depression and diabetes complications: a meta-analysis. *Psychosom. Med.*, **63**, 619–630.

[18] Black, S.A. and Markides, K.S. (1999) Depressive symptoms and mortality in older Mexican Americans. *Ann. Epidemiol.*, **9**, 45–52.

[19] Black, S.A., Markides, K.S., and Ray, L.A. (2003) Depression predicts increased incidence of adverse health outcomes in older Mexican Americans with type 2 diabetes. *Diabetes Care*, **26**, 2822–2828.

[20] Maciejewski, P.K., Prigerson, H.G., and Mazure, C.M. (2001) Sex differences in event-related risk for major depression. *Psychol. Med.*, **31**, 593–604.

[21] Anderson, R.J., Freedland, K.E., Clouse, R.E., and Lustman, P.J. (2001) The prevalence of comorbid depression in adults with diabetes: a meta-analysis. *Diabetes Care*, **24**, 1069–1078.

[22] Kuehner, C. (2003) Gender differences in unipolar depression: an update of epidemiological findings and possible explanations. *Acta Psychiatr. Scand.*, **108**, 163–174.

[23] Keita, G.P. (2007) Psychosocial and cultural contributions to depression in women: considerations for women midlife and beyond. *J. Manag. Care Pharm.*, **13**, S12–S15.

[24] Clay, E.C. and Seehusen, D.A. (2004) A review of postpartum depression for the primary care physician. *South Med. J.*, **97**, 157–161.

[25] Daniells, S., Grenyer, B.F., Davis, W.S. *et al.* (2003) Gestational diabetes mellitus: is a diagnosis associated with an increase in maternal anxiety and stress in the short and intermediate term? *Diabetes Care*, **26**, 385–389.

[26] Kozhimannil, K.B., Pereira, M.A., and Harlow, B.L. (2009) Association between diabetes and perinatal depression among low-income mothers. *JAMA*, **301**, 842–847.

[27] Bjorntorp, P. (1991) Metabolic implications of body fat distribution. *Diabetes Care*, **14**, 1132–1143.

[28] Musselman, D.L., Betan, E., Larsen, H., and Phillips, L.S. (2003)

Relationship of depression to diabetes types 1 and 2: epidemiology, biology, and treatment. *Biol. Psychiatry*, **54**, 317–329.

[29] Black, P.H. (2003) The inflammatory response is an integral part of the stress response: implications for atherosclerosis, insulin resistance, type II diabetes and metabolic syndrome X. *Brain Behav. Immun.*, **17**, 350–364.

[30] Ford, D.E. and Erlinger, T.P. (2004) Depression and C-reactive protein in US adults: data from the Third National Health and Nutrition Examination Survey. *Arch. Intern. Med.*, **164**, 1010–1014.

[31] Kiecolt-Glaser, J.K. and Glaser, R. (2002) Depression and immune function: central pathways to morbidity and mortality. *J. Psychosom. Res.*, **53**, 873–876.

[32] Lee, Z.S., Chan, J.C., Yeung, V.T. *et al.* (1999) Plasma insulin, growth hormone, cortisol, and central obesity among young Chinese type 2 diabetic patients. *Diabetes Care*, **22**, 1450–1457.

[33] Kong, A.P., Chan, N.N., and Chan, J.C. (2006) The role of adipocytokines and neurohormonal dysregulation in metabolic syndrome. *Curr. Diabetes Rev.*, **2**, 397–407.

[34] Lee, Z.S., Critchley, J.A., Tomlinson, B. *et al.* (2001) Urinary epinephrine and norepinephrine interrelations with obesity, insulin, and the metabolic syndrome in Hong Kong Chinese. *Metabolism*, **50**, 135–143.

[35] Drab, S.R. (2009) Recognizing the rising impact of diabetes in seniors and implications for its management. *Consult Pharm.*, **24** (Suppl. B), 5–10.

[36] Steptoe, A., Owen, N., Kunz-Ebrecht, S., and Mohamed-Ali, V. (2002) Inflammatory cytokines, socioeconomic status, and acute stress responsivity. *Brain Behav. Immun.*, **16**, 774–784.

[37] Jousilahti, P., Salomaa, V., Rasi, V. *et al.* (2003) Association of markers of systemic inflammation, C reactive protein, serum amyloid A, and fibrinogen, with socioeconomic status. *J. Epidemiol. Community Health*, **57**, 730–733.

[38] Ko, G.T., Chan, J.C., Yeung, V.T. *et al.* (2001) A low socio-economic status is an additional risk factor for glucose intolerance in high risk Hong Kong Chinese. *Eur. J. Epidemiol.*, **17**, 289–295.

[39] Carnethon, M.R., Biggs, M.L., Barzilay, J.I. *et al.* (2007) Longitudinal association between depressive symptoms and incident type 2 diabetes mellitus in older adults: the Cardiovascular Health Study. *Arch. Intern. Med.*, **167**, 802–807.

[40] Golden, S.H., Williams, J.E., Ford, D.E. *et al.* (2004) Depressive symptoms and the risk of type 2 diabetes: the Atherosclerosis Risk in

Communities study. *Diabetes Care*, **27**, 429–435.

[41] Engum, A. (2007) The role of depression and anxiety in onset of diabetes in a large population-based study. *J. Psychosom. Res.*, **62**, 31–38.

[42] Xu, F., Yin, X.M., Zhang, M. *et al.* (2006) Family average income and diagnosed type 2 diabetes in urban and rural residents in regional mainland China. *Diabet. Med.*, **23**, 1239–1246.

[43] Connolly, V., Unwin, N., Sherriff, P. *et al.* (2000) Diabetes prevalence and socioeconomic status: a population based study showing increased prevalence of type 2 diabetes mellitus in deprived areas. *J. Epidemiol. Community Health*, **54**, 173–177.

[44] Mezuk, B., Eaton, W.W., Golden, S.H., and Ding, Y. (2008) The influence of educational attainment on depression and risk of type 2 diabetes. *Am. J. Public Health*, **98**, 1480–1485.

[45] Skodova, Z., Nagyova, I., van Dijk, J.P. *et al.* (2008), Socioeconomic differences in psychosocial factors contributing to coronary heart disease: a review. *J. Clin. Psychol. Med. Settings,* **15**, 204–213.

[46] Rosengren, A., Hawken, S., Ounpuu S., *et al.* (2004) Association of psychosocial risk factors with risk of acute myocardial infarction in 11 119 cases and 13 648 controls from 52 countries (the INTERHEART study): case-control study. *Lancet*, **364**, 953–962.

[47] Graco, M., Berlowitz, D.J., Fourlanos, S., and Sundram, S. (2009) Depression is greater in non-English speaking hospital outpatients with type 2 diabetes. *Diabetes Res. Clin. Pract.*, **83**, e51–e53.

[48] Oei, T.P. and Notowidjojo, F. (1990) Depression and loneliness in overseas students. *Int. J. Soc. Psychiatry*, **36**, 121–130.

[49] Lai, D.W. (2004) Depression among elderly Chinese-Canadian immigrants from Mainland China. *Chin. Med. J.*, **117**, 677–683.

[50] Bhugra, D. and Becker, M.A. (2005) Migration, cultural bereavement and cultural identity. *World Psychiatry*, **4**, 18–24.

[51] Misra, A. and Ganda, O.P. (2007) Migration and its impact on adiposity and type 2 diabetes. *Nutrition*, **23**, 696–708.

[52] Kirk, J.K., D'Agostino, R.B. Jr., Bell, R.A. *et al.* (2006) Disparities in HbA1c levels between African-American and non-Hispanic white adults with diabetes: a meta-analysis. *Diabetes Care*, **29**, 2130–2136.

[53] Stratton, I.M., Adler, A.I., Neil, H.A. *et al.* (2000) Association of glycaemia with macrovascular and microvascular complications of type 2 diabetes (UKPDS 35): prospective observational study. *BMJ*, **321**, 405–412.

[54] Harris, M.I., Klein, R., Cowie, C.C. *et al.* (1998) Is the risk of diabetic retinopathy greater in non-Hispanic blacks and Mexican Americans than in non-Hispanic whites with type 2 diabetes? A U.S. population study. *Diabetes Care*, **21**, 1230–1235.

[55] Young, B.A., Maynard, C., and Boyko, E.J. (2003) Racial differences in diabetic nephropathy, cardiovascular disease, and mortality in a national population of veterans. *Diabetes Care*, **26**, 2392–2399.

[56] Young, B.A., Pugh, J.A., Maynard, C., and Reiber, G. (2004) Diabetes and renal disease in veterans. *Diabetes Care*, **27** (Suppl. 2), B45–B49.

[57] Carter, J.S., Pugh, J.A., and Monterrosa, A. (1996) Non-insulin-dependent diabetes mellitus in minorities in the United States. *Ann. Intern. Med.*, **125**, 221–232.

[58] Chin, M.H., Zhang, J.X., and Merrell, K. (1998) Diabetes in the African-American Medicare population. Morbidity, quality of care, and resource utilization. *Diabetes Care*, **21**, 1090–1095.

[59] Trivedi, A.N., Zaslavsky, A.M., Schneider, E.C., and Ayanian, J.Z. (2005) Trends in the quality of care and racial disparities in Medicare managed care. *N. Engl. J. Med.*, **353**, 692–700.

[60] Briesacher, B., Limcangco, R., and Gaskin, D. (2003) Racial and ethnic disparities in prescription coverage and medication use. *Health Care Financ. Rev.*, **25**, 63–76.

[61] Okwumabua, J.O., Baker, F.M., Wong, S.P., and Pilgram, B.O. (1997) Characteristics of depressive symptoms in elderly urban and rural African Americans. *J. Gerontol. A Biol. Sci. Med. Sci.*, **52**, M241–M246.

[62] Gary, T.L., Crum, R.M., Cooper-Patrick, L. *et al.* (2000) Depressive symptoms and metabolic control in African-Americans with type 2 diabetes. *Diabetes Care*, **23**, 23–29.

[63] Egede, L.E. (2002) Beliefs and attitudes of African Americans with type 2 diabetes toward depression. *Diabetes Educ.*, **28**, 258–268.

[64] Wagner, J., Tsimikas, J., Abbott, G. *et al.* (2007) Racial and ethnic differences in diabetic patient-reported depression symptoms, diagnosis, and treatment. *Diabetes Res. Clin. Pract.*, **75**, 119–122.

[65] Spencer, M.S., Kieffer, E.C., Sinco, B.R. *et al.* (2006) Diabetes-specific emotional distress among African Americans and Hispanics with type 2 diabetes. *J. Health Care Poor Underserved*, **17**, 88–105.

[66] Padgett, D.K., Patrick, C., Burns, B.J., and Schlesinger, H.J. (1994) Ethnicity and the use of outpatient mental health services in a national insured population. *Am. J. Public Health*, **84**, 222–226.

[67] de Groot, M. and Lustman, P.J. (2001) Depression among African-Americans with diabetes: a dearth of studies. *Diabetes Care*, **24**,

407–408.

[68] Skaer, T.L., Sclar, D.A., Robison, L.M., and Galin, R.S. (2000) Trends in the rate of depressive illness and use of antidepressant pharmacotherapy by ethnicity/race: an assessment of office-based visits in the United States 1992–1997. *Clin. Ther.*, **22**, 1575–1589.

[69] Park, Y.W., Allison, D.B., Heymsfield, S.B., and Gallagher, D. (2001) Larger amounts of visceral adipose tissue in Asian Americans. *Obes. Res.*, **9**, 381–387.

[70] Chan, J.C., Malik, V., Jia, W. *et al.* (2009) Diabetes in Asia: epidemiology, risk factors, and pathophysiology. *JAMA*, **301**, 2129–2140.

[71] Yoon, K.H., Lee, J.H., Kim, J.W. *et al.* (2006) Epidemic obesity and type 2 diabetes in Asia. *Lancet*, **368**, 1681–1688.

[72] Seidell, J.C. (2000) Obesity, insulin resistance and diabetes – a worldwide epidemic. *Br. J. Nutr.*, **83** (Suppl. 1), S5–S8.

[73] Popkin, B.M., Horton, S., Kim, S. *et al.* (2001) Trends in diet, nutritional status, and diet-related noncommunicable diseases in China and India: the economic costs of the nutrition transition. *Nutr. Rev.*, **59**, 379–390.

[74] Popkin, B.M. and Du, S. (2003) Dynamics of the nutrition transition toward the animal foods sector in China and its implications: a worried perspective. *J. Nutr.*, **133**, 3898S–3906S.

[75] Hosler, A.S. and Melnik, T.A. (2003) Prevalence of diagnosed diabetes and related risk factors: Japanese adults in Westchester County, New York. *Am. J. Public Health*, **93**, 1279–1281.

[76] Kessler, R.C., Chiu, W.T., Demler, O. *et al.* (2005) Prevalence, severity, and comorbidity of 12-month DSM-IV disorders in the National Comorbidity Survey Replication. *Arch. Gen. Psychiatry*, **62**, 617–627.

[77] Takeuchi, D.T., Chung, R.C., Lin, K.M. *et al.* (1998) Lifetime and twelve-month prevalence rates of major depressive episodes and dysthymia among Chinese Americans in Los Angeles. *Am. J. Psychiatry*, **155**, 1407–1414.

[78] Golden, S.H., Lazo, M., Carnethon, M. *et al.* (2008) Examining a bidirectional association between depressive symptoms and diabetes. *JAMA*, **299**, 2751–2759.

[79] Chen, C.N., Wong, J., Lee, N. *et al.* (1993) The Shatin community mental health survey in Hong Kong. II. Major findings. *Arch. Gen. Psychiatry*, **50**, 125–133.

[80] Lee, S., Tsang, A., and Kwok, K. (2007) Twelve-month prevalence, correlates, and treatment preference of adults with DSM-IV major depressive episode in Hong Kong. *J. Affect. Disord.*, **98**, 129–136.

[81] Parker, G., Gladstone, G., and Chee, K.T. (2001) Depression in the

planet's largest ethnic group: the Chinese. *Am. J. Psychiatry*, **158**, 857–864.

[82] Kleinman, A. (1982) Neurasthenia and depression: a study of somatization and culture in China. *Cult. Med. Psychiatry*, **6**, 117–190.

[83] Kleinman, A. (2004) Culture and depression. *N. Engl. J. Med.*, **351**, 951–953.

[84] Hsu, L.K. and Folstein, M.F. (1997) Somatoform disorders in Caucasian and Chinese Americans. *J. Nerv. Ment. Dis.*, **185**, 382–387.

[85] Xu, J.M. (1987) Some issues in the diagnosis of depression in China. *Can. J. Psychiatry*, **32**, 368–370.

[86] Hsu, L.K., Wan, Y.M., Chang, H. *et al.* (2008) Stigma of depression is more severe in Chinese Americans than Caucasian Americans. *Psychiatry*, **71**, 210–218.

[87] Cox, D.J. and Gonder-Frederick, L. (1992) Major developments in behavioral diabetes research. *J. Consult. Clin. Psychol.*, **60**, 628–638.

[88] Fisher, L., Chesla, C.A., Skaff, M.M. *et al.* (2000) The family and disease management in Hispanic and European-American patients with type 2 diabetes. *Diabetes Care*, **23**, 267–272.

[89] Trief, P.M., Grant, W., Elbert, K., and Weinstock, R.S. (1998) Family environment, glycemic control, and the psychosocial adaptation of adults with diabetes. *Diabetes Care*, **21**, 241–245.

[90] US Census Bureau. Annual estimates of the resident population by sex, race, and Hispanic origin for the United States: April 1, 2000 to July 1, 2008. www.census.gov.

[91] Neel, J.V. (1962) Diabetes mellitus: a "thrifty" genotype rendered detrimental by "progress"? *Am. J. Hum. Genet.*, **14**, 353–362.

[92] Ogden, C.L., Carroll, M.D., Curtin, L.R. *et al.* (2006) Prevalence of overweight and obesity in the United States, 1999–2004. *JAMA*, **295**, 1549–1555.

[93] Wilbur, J., Chandler, P.J., Dancy, B., and Lee, H. (2003) Correlates of physical activity in urban Midwestern African-American women. *Am. J. Prev. Med.*, **25**, 45–52.

[94] Wood, F.G. (2002) Ethnic differences in exercise among adults with diabetes. *West J. Nurs. Res.*, **24**, 502–515.

[95] Umpierrez, G.E., Gonzalez, A., Umpierrez, D., and Pimentel, D. (2007) Diabetes mellitus in the Hispanic/Latino population: an increasing health care challenge in the United States. *Am. J. Med. Sci.*, **334**, 274–282.

[96] Mokdad, A.H., Ford, E.S., Bowman, B.A. *et al.* (2000) Diabetes trends in the U.S.: 1990–1998. *Diabetes Care*, **23**, 1278–1283.

[97] Cowie, C.C., Port, F.K., Wolfe, R.A. *et al.* (1989) Disparities in

incidence of diabetic end-stage renal disease according to race and type of diabetes. *N. Engl. J. Med.*, **321**, 1074–1079.

[98] Sands, M.L., Shetterly, S.M., Franklin, G.M., and Hamman, R.F. (1997) Incidence of distal symmetric (sensory) neuropathy in NIDDM. The San Luis Valley Diabetes Study. *Diabetes Care*, **20**, 322–329.

[99] Resnick, H.E., Foster, G.L., Bardsley, J., and Ratner, R.E. (2006) Achievement of American Diabetes Association clinical practice recommendations among U.S. adults with diabetes, 1999–2002: the National Health and Nutrition Examination Survey. *Diabetes Care*, **29**, 531–537.

[100] Perez-Escamilla, R. and Putnik, P. (2007) The role of acculturation in nutrition, lifestyle, and incidence of type 2 diabetes among Latinos. *J. Nutr.*, **137**, 860–870.

[101] Thackeray, R., Merrill, R.M., and Neiger, B.L. (2004) Disparities in diabetes management practice between racial and ethnic groups in the United States. *Diabetes Educ.*, **30**, 665–675.

[102] Poss, J.E., Jezewski, M.A., and Stuart, A.G. (2003) Home remedies for type 2 diabetes used by Mexican Americans in El Paso, Texas. *Clin. Nurs. Res.*, **12**, 304–323.

[103] Hatcher, E. and Whittemore, R. (2007) Hispanic adults' beliefs about type 2 diabetes: clinical implications. *J. Am. Acad. Nurse Pract.*, **19**, 536–545.

[104] Poss, J. and Jezewski, M.A. (2002) The role and meaning of susto in Mexican Americans' explanatory model of type 2 diabetes. *Med. Anthropol. Q.*, **16**, 360–377.

[105] Packer, C.D. (2007) Type 2 diabetes and Hispanic culture: two kinds of insulin resistance. *South Med. J.*, **100**, 767–768.

[106] Menselson, T., Rehkopf, D.H., and Kubzansky, L.D. (2008) Depression among Latinos in the United States: a meta-analytic review. *J. Consult. Clin. Psychol.*, **76**, 355–366.

[107] Fisher, L., Chesla, C.A., Mullan, J.T. *et al.* (2001) Contributors to depression in Latino and European-American patients with type 2 diabetes. *Diabetes Care*, **24**, 1751–1757.

[108] Young, A.S., Klap, R., Sherbourne, C.D., and Wells, K.B. (2001) The quality of care for depressive and anxiety disorders in the United States. *Arch. Gen. Psychiatry*, **58**, 55–61.

[109] Lagomasino, I.T., Dwight-Johnson, M., Miranda, J. *et al.* (2005) Disparities in depression treatment for Latinos and site of care. *Psychiatr. Serv.*, **56**, 1517–1523.

[110] Peek, M.E., Cargill, A., and Huang, E.S. (2007) Diabetes health disparities: a systematic review of health care interventions. *Med. Care*

Res. Rev., **64**, 101S–156S.

[111] Wu, J.Y., Leung, W.Y., Chang, S. *et al.* (2006) Effectiveness of telephone counselling by a pharmacist in reducing mortality in patients receiving polypharmacy: randomised controlled trial. *BMJ*, **333**, 522.

[112] Leung, W.Y., So, W.Y., Tong, P.C. *et al.* (2005) Effects of structured care by a pharmacist-diabetes specialist team in patients with type 2 diabetic nephropathy. *Am. J. Med.*, **118**, 1414.

[113] Chan, J.C., So, W.Y., Yeung, C.Y. *et al.* (2009) Effects of structured versus usual care on renal endpoint in type 2 diabetes: the SURE study: a randomized multicenter translational study. *Diabetes Care*, **32**, 977–982.

[114] Fisher, E.B., Earp, J.A., Maman, S., and Zolotor, A. Cross-cultural and international adaptation of peer support for diabetes management. *Fam. Pract.* (in press).

[115] Phillips, L.S., Hertzberg, V.S., Cook, C.B. *et al.* (2002) The Improving Primary Care of African Americans with Diabetes (IPCAAD) project: rationale and design. *Control. Clin. Trials*, **23**, 554–569.

[116] Phillips, L.S., Ziemer, D.C., Doyle, J.P. *et al.* (2005) An endocrinologist-supported intervention aimed at providers improves diabetes management in a primary care site: improving primary care of African Americans with diabetes (IPCAAD) 7. *Diabetes Care*, **28**, 2352–2360.

[117] Chan, J., So, W., Ko, G. *et al.* (2009) The Joint Asia Diabetes Evaluation (JADE) Program: a web-based program to translate evidence to clinical practice in type 2 diabetes. *Diabet. Med.*, **26**, 693–699.

[118] Piette, J.D., Weinberger, M., and McPhee, S.J. (2000) The effect of automated calls with telephone nurse follow-up on patient-centered outcomes of diabetes care: a randomized, controlled trial. *Med. Care*, **38**, 218–230.

[119] Piette, J.D., Weinberger, M., McPhee, S.J. *et al.* (2000) Do automated calls with nurse follow-up improve self-care and glycemic control among vulnerable patients with diabetes? *Am. J. Med.*, **108**, 20–27.

[120] Fanning, E.L., Selwyn, B.J., Larme, A.C., and DeFronzo, R.A. (2004) Improving efficacy of diabetes management using treatment algorithms in a mainly Hispanic population. *Diabetes Care*, **27**, 1638–1646.

[121] Rothman, R.L., Malone, R., Bryant, B. *et al.* (2005) A randomized trial of a primary care-based disease management program to improve cardiovascular risk factors and glycated hemoglobin levels in patients with diabetes. *Am. J. Med.*, **118**, 276–284.

[122] Gollust, S.E. and Lantz, P.M. (2009) Communicating population health: Print news media coverage of type 2 diabetes. *Soc. Sci. Med.*, **69**, 1091–1098.

[123] Cassano, P. and Fava, M. (2002) Depression and public health: an overview. *J. Psychosom. Res.*, **53**, 849–857.

[124] Yeung, A., Neault, N., Sonawalla, S. *et al.* (2002) Screening for major depression in Asian-Americans: a comparison of the Beck and the Chinese Depression Inventory. *Acta Psychiatr. Scand.*, **105**, 252–257.

[125] Chin, M.H., Walters, A.E., Cook, S.C. and Huang, E.S. (2007) Interventions to reduce racial and ethnic disparities in health care. *Med. Care Res. Rev.*, **64**, 7S–28S.

[126] Dennis, C.L., Hodnett, E., Kenton, L., *et al.* (2009) Effect of peer support on prevention of postnatal depression among high risk women: multisite randomised controlled trial. *Br. Med. J.*, **338**, a3064.

致　　谢

世界精神病学协会（WPA）诚挚感谢以下为此项目提供赞助的机构：位于罗马的 Lugli 基金会、意大利生物精神医学学会、礼来公司（Eli Lilly）和百时美施贵宝公司（Bristol-Mayers Squibb）。